# 스트레스
보이지 않는 그림자

Le Stress

by Christophe André, François Lelord, Patrick Legeron

사진 제공

**BSIP** pp. 17 (Barvet), 20 (Platriez, h, b), 28 (Barelle), 29 (Leca), 33 (Cortier, b, Laurent, h), 44 (Lefranc), 49 (Chassenet), 61 (Vem), 64 (Ducloux), 65 (keene), 68 (keene), 89 (Théobald), 96 (Taulin), 117 (Théobald), 129 (Chassenet), 137 (Keene). **Bridgeman/Giraudon** pp. 24 (h), 41, 56 (DR), 57 (DR h, m), 84 (DR), 93, 121, 124, 129 (b), 156. **Giraudon** pp. 9 (DR), 12, 24 (b), 40 (DR), 57 (DR h, b), 60 (DR), 77 ©ADAGP, 81 DR, 104 (b), 109, 120, 124, 148/149. **Lauros/Giraudon** pp. 24 (DR, m), 25 (DR), 52, 92, 97, 104 (h), 105 (DR h, b), 128, 136 (h, b). **Chronopost** pp. 140/141. **Crédit Foncier** p. 140. **Loïc Girre** pp. 132, 133. **Pastel Création** p. 132 (b). **TGV** p. 141. **Agence Alice** p. 140 (b, g).

# 스트레스
## 보이지 않는 그림자

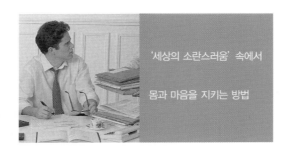

'세상의 소란스러움' 속에서

몸과 마음을 지키는 방법

**크리스토프 앙드레 외** 지음 | **김용채** 옮김

궁리
KungRee

# 서문 '세상의 소란스러움'에서 멀리 벗어난 고요한 산책

나는 종종 가까운 동료와 비행기를 탈 때 나중에 탑승 수속 창구에서 만날 약속을 한다. 나는 여유있는 시간이 주는 편안함을 좋아하며, 공항 주변의 대책 없는 교통 체증에 시달리지 않기 위해 언제나 일찍 출발한다. 하지만 그는 나와 정반대다. 마지막 순간에 자리를 예약하고, 언제나 탑승구가 닫히기 직전에야 도착한다. 일상 생활에서도 항상 마지막 순간이 다가와야 허겁지겁 결정을 내린다. 그는 거절하는 경우가 없다. 모든 제안에 다 응하려고 한다. 심지어 자신의 일정과 잘 맞지 않는 것들마저도 모두 수용한다. 두 마리 토끼를 잡으려는 듯이, 같은 시간에 두 개의 약속을 일부러 정하기도 한다. 나는 그가 결정적인 순간에 두 약속 중 하나를 취소하느라 곤욕을 치른다는 것을 알지만, 그는 매번 상황을 복잡하게 만들 뿐이다.

시간의 한계를 줄타기하는 이 영원한 광대놀음에서 그는 스스로를 포로로 만들었다. 담배 연기 자욱한 사무실, 책상 위에는 긴급한 메시지들로 어지럽다. 의자에 앉은 그의 모습에서는 정신없이 바쁜 사람의 전형적인 자세를 엿볼 수 있다. 그는 왼쪽 어깨와 목덜미 사이에 바이올린처럼 전화수화기를 끼우고, 이따금씩 왼손 검지와 중지 사이에 담배를 끼운 채, 오른손 엄지와 검지로 커피잔을 들고 한 모금씩 마신다. 가끔 손에 든 것을 내려놓고 순간적으로 떠오른 생각을 만년필로 휘갈겨 쓰는데, 그 계획은 메모장 여기저기에 널려 있다. 그는 딴 곳에 있다가도 남들이 부르면 어김없이 나타난다. 이 마음씨 좋고 아이디어 넘치는 양반은 모든 것에 관심과 시간을 나누고 싶어하기 때문이다. 자기 일에 신경쓰지 않고 아침부터 그를 기다리느라 애가 타는 사람들에게서 빼앗은 시간에 말이다.

내가 그를 알게 된 이후로, 그는 발바리 생활이 피곤하고, 담배 때문에 목이 아프니, 내일부터는 모든 것을 확 바꿀거라고 날마다 장담한다. 알고 보니, 그는 이 영원한 긴장 없이 다른 방식으로는 살 줄 모른다. 요즘 말로 그는 스트레스가 심한 사람이다. 실제로 그는 중독자, 세상의 혼잡에 중독된 사람, 현대인의 광기라는 파란 빛에 중독된 사람이다. 18세기에 베이컨이 예언한 것처럼, 인류를 모든 제약과 소외에서 해방시키고 완성시켜야 하는 진보의 의미가 무색해진다. 하지만 말초적인 것과 불행이 장사밑천이 되고, 과학과 상술商術이 우리에게 남아 있는 자유로운 선택과 시간을 짓누르며 짓궂은 수요를 기발하게 창출하는 이 거짓 세상 어디에서 안식처를 찾아야 하는지…….

지치고 일에 시달리고, 그렇다고 물러설 수도 없어서 환상의 포로가 된 이 상황, 무엇이든 자꾸 해치우려고 하는 살 떨리는 일의 허기증에서 어떻게 벗어날 수 있을까? 세상의 근심에서 어떻게 가벼워질 수 있을까? 자신의 삶에 대한 권위를 어떻게 복권시킬 것인가? 자신의 요구에 귀를 막고 있어서인지 환상이 갑자기 베일을 벗고 나오면, 한창 나이에 몸은 만신창이가 되어 조로早老한 현대인을 발견하게 된다. "혼자 걷는 이 긴 여행에서처럼 마음껏 사유하고 체험하고, 나 자신으로 돌아온 적은 없었다." 루소의『고백록』에 나온 것처럼 '세상의 소란스러움'에서 멀리 벗어난 이 고요한 산책은 각자의 마음속에 있는 법이다. 그 길을 찾기 위해 집을 나서기만 한다면, 삶 속에서 어떤 곳, 어떤 순간에라도 다다를 수 있다.

장 루이 에티엔 박사

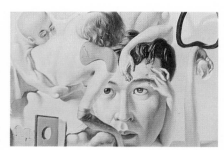

〈우울한 얼굴〉(부분), F. 카스텔롱
뉴욕미술관

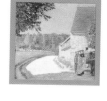
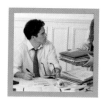

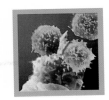

# 스 트 레 스　관 리

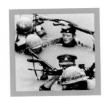

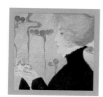

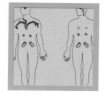

## 스트레스를 제대로 이해하기 위한 열두 가지 질문

# 스트레스란 무엇인가

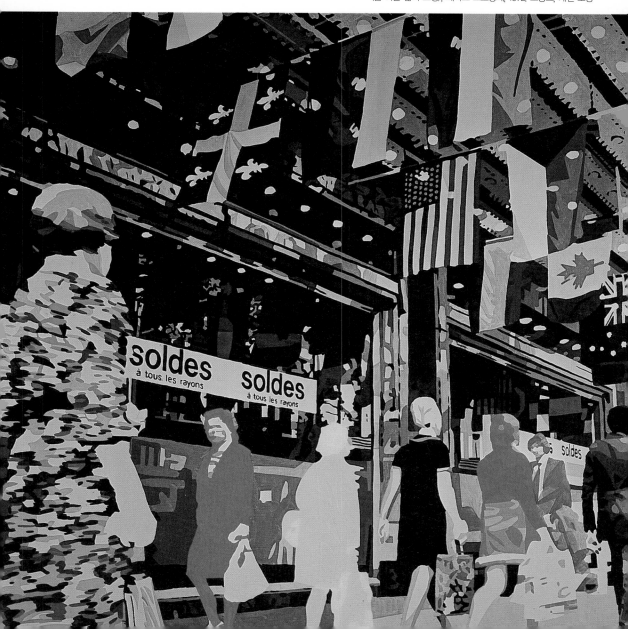

"스트레스 받아", "지금 하는 일에 얼마나 스트레스가 많이 쌓이는데!", "스트레스 때문에 병났어"……. 이렇게 우리는 '스트레스'라는 말을 흔하게 쓰게 되었다. 스트레스는 일시적인 유행인가, 아니면, 우리가 직접 느끼고 볼 수 있는 실체인가? 만일 그것이 실제로 존재한다면, 최근에 생긴 병인가 아니면 예전부터 있었던 현상인가?…… 이렇게 스트레스에 관한 의문은 한두 가지가 아니다.

## 스트레스의 정체

스트레스는 분명 과거에도 있었다. 배고픔, 전쟁, 전염병과 같은 열악한 생활 조건 속에서 우리 조상들은 적어도 지금 우리가 느끼는 정도의 근심거리와 위협을 받으며 살았다. 하지만 스트레스라는 말이 오늘날에 이처럼 유행하는 것은 현대인의 생활 방식과 밀접한 관계가 있으며, 다음과 같은 두 가지 이유 때문이다.

### 복잡해진 생활
우리의 생활은 분명 옛날보다 복잡하다. 오늘날 우리는 신용카드 비밀번호, 핸드폰 번호, 의료보험 등록번호 등을 기억하며 보다 많은 정보를 처리해야 한다. 생활 환경 자체가 많이 복잡해졌다. 예를 들어, 차를 타고 다니려면 도심과 공장 지대, 교차로, 갖가지 신호와 표지판 사이, 수많은 자동차들의 틈바구니를 지나다녀야 한다. 이런 상황에서 우리는 자신이 주위 환경을 마음대로 할 수 없다는 생각, 즉 환경에 대한 장악력을 상실했다고 느끼고 이로 인해 더욱 많은 스트레스를 받게 된다.

### 잦은 변화
우리는 생활하면서 수많은 변화를 겪고 있으며, 그 변화의 빈도와 리듬은 예전보다 분명히 잦고 빠르다. 거주지, 직업, 동료 심지어 배우자조차 바뀌는 경우도 종종 생긴다. 오늘날의 스트레스 강도는 한 개인이 어쩔 수 없이 받아들여야만 하는 변화의 양과 밀접한 관계가 있다고 할 수 있다.

**✚ 스트레스와 환경에 대한 적응**

스트레스의 핵심을 이야기할 때 변화에 대한 적응 문제를 빼놓을 수 없다.

### 스트레스는 환경의 요구에 대한 반응이다

50년대에는, 스트레스를 환경의 요구에 따른 신체 반응의 총체라고 정의했다. '스트레스의 아버지'인 한스 젤리에는, 스트레스를 "신체에 가해진 모든 자극에 나타나는 반응"이라고 정의했다. 달리 말하면, 환경이 변할 때, 특히 심한 압박이나 자극을 받는 경우, 우리에게 스트레스라는 반작용이 나타난다는 것이다.

이런 첫 번째 유형의 정의는 스트레스를 다양한 외부 자극에 나타나는 전형적인 반사작용으로 보고 스트레스 반응을 강조한다. 여기에는 개인이나 상황에 따라 다르게 작동되는 특수성이 없다. 이런 스트레스 개념은 '일반적응증후군'으로 표현되기도 했다. 개별적 특수성이 없다는 점이 이 개념이 두루 쓰이는데 오히려 유리하게 작용한 것도 사실이다. 누구든지 일상 생활의 갖가지 상황에 이 개념을 적용했기 때문이다.

### 스트레스는 적응 과정에서 실패했을 때 나타난다

연구가 진행됨에 따라, 초기의 이 이론적 모델을 조정해야 할 필요성이 생겼다. 이 개념에 따르면 환경의 모든 자극이 스트레스의 원인으로 간주될 수 있으므로, 그 적용 범위가 지나치게 넓어진다. 뿐만 아니라 이 초기 모델은 스트레스에 대한 개인의 차별화된 접근에는 적절하지 못했다. 똑같은 유형의 위협에 대해 개인들이 모두 같은 방식으로 반응하지 않으며, 모든 적응 반응이 반드시 스트레스로 이어지지는 않기 때문이다.

이런 이유로 지금은 스트레스의 '상호 작용' 모델이 더 뚜렷한 경향으로 나타나고 있다. 이 이론에 따르면, 스트레스는 대상자와 환경 사이의 상호 반응에서 비롯되는 결과로 정의된다. 이 상호 작용이 실패할 경우, 스트레스 반응이 나타난다는 것이다.

이 모델을 보면, 몇 가지 차이점을 확인할 수 있다.

- 스트레스에 대한 대상자의 태도는 수동적이 아니라 오히려 능동적이다. 그가 상황에 대처하기 위해 기울이는 노력이 효과적이면, 스트레스를 느끼지 않거나, 적어도 스트레스 때문에 불편을 느끼지 않을 수도 있다. 이것이 바로 모든 것이 수월할 때 느끼는 '유쾌한 스트레스'와, 바라는 대로 일이 잘 안 풀릴 때 느끼는 '불쾌한 스트레스' 사이의 차이점이다.

- 이런 대처 노력이 실패하는 경우에만 스트레스가 나타난다. 따라서 스트레스는 개인의 통제 상실과 통제 실패를 의미한다. 이 새로운 정의는 개인들의 개별적 현실에 더욱 잘 들어맞는다는 장점이 있다. 우리가 조절하기만 한다면 새로운 상황이나 요구는 스트레스의 원인이 되지 않고, 오히려 상당한 즐거움과 만족감을 줄 수도 있다.

## ✚ 스트레스와 능률

별로 과학적이지는 않지만, 바로 이런 유형의 모델에서 "좋다" "나쁘다"라는 개념이 나온다. 실제로 어떤 경우에는 오히려 스트레스가 자극이 되어 개인이 자신을 통제하고 활동하는 데 도움을 주면서 그가 최선을 다할 수 있게끔 해준다. 하지만 그렇지 않은 경우에 스트레스는 반대의 결과를 낳는다. 즉, 능률은 떨어지

19세기와 20세기의 많은 과학자들은 스트레스 반응을 외부 자극에 반응하는 생명체의 무차별적 반응 양식으로 예견했다. 예를 들어, 다윈은 두려움의 역할을 강조했는데, 신체가 위험에 대처할 수 있도록 도와줌으로써 생존을 가능하게 하는 수단으로 두려움을 파악했다. 하지만 스트레스라는 개념이 탄생하는 데는 헝가리 출신의 캐나다 과학자 한스 젤리에의 공이 크다. 대학 시절, 그는 대부분의 전염병이 발병 초기 단계에서 같은 증상을 통해 드러난다는 사실에 주목했다. 그는 이후 쥐의 성호르몬을 연구하면서, 쥐에게 다른 종류의 호르몬을 주사하더라도 여전히 같은 유형의 종양이 생긴다는 사실을 알게 되었다. 그는 연구를 계속 진행하면서, 호르몬이 아닌 포르말린이나 불순물이 섞인 물을 주사해도 여전히 종양이 생긴다는 사실을 발견했다. 마침내 그는 쥐를 추위나 화상, 충격 등과 같은 다른 위협 요인에 노출시킴으로써 종양의 발생을 유도했다. 이런 실험의 결과로 그는, 모든 종류의 위협에 대한 신체의 반응을 정의하는 데 '일반적응증후군'이라는 용어를 제시했다.

고 개인은 지나친 자극으로 인해 고통스러워진다. 실제로, 스트레스와 능률 간의 관계에서 중요한 것은 바로 이 배분의 문제이다.

### 스트레스가 너무 적을 경우

'활력'이 없어서 결국 일정한 경쟁에서 최선을 다하지 않는다. 시험 공부에 별로 의욕이 없는 학생 또는 경기에 별로 승부욕을 보이지 않는 운동선수를 예로 들 수 있다.

### 스트레스가 너무 많을 경우

동기 부여와 활력이 지나치게 강화되어 당사자가 감당하지 못할 정도가 되면 오히려 능력을 발휘하기 힘들어진다. 학생은 너무나 불안한 나머지 마비 증상을 보이고, 운동선수는 공격성이 강해지고 자기 통제력이 약해진다. 따라서 이상적인 스트레스의 양은 자극이 될 만큼 충분하되, 너무 지나쳐서 마비를 초래하지는 않는 '적당한' 선이 되어야 한다. 처리해야 할 일의 성격 또한 중요하다. 일거리가 복잡하면 상대적으로 낮은 수준의 스트레스가 필요하고, 단순한 일거리를 맡은 경우에는 좀더 강도 높은 활력이 좋은 결과를 가져온다.

## ➕ 스트레스의 세 가지 국면

한스 젤리에가 보기에, 외부의 위협에 노출된 생명체는 자신의 신체가 환경의 요구에 적응할 수 있도록 모든 생물학적 반응을 드러낸다. 이것이 일반적응증후군이며, 이는 세 단계로 진행된다.

---

## 스트레스 능률 곡선

1906년부터 두 미국학자 여키스와 도슨은 활력(당시에는 아직 스트레스라는 용어가 쓰이지 않았다) 정도와 업무 성취 간에 나타나는 현상을 연구했다. 마치 자동차 엔진을 너무 약하게 달구거나 너무 과하게 가속하는 것을 피해야 하듯이, 한 개인이 적절하게 능력을 발휘할 수 있는 상황은 자극의 중간 지대에 위치한다. 이 곡선은 업무가 단순하든 복잡하든 같은 형태를 보인다. 그러나 복잡한 업무를 맡은 경우, 최상의 결과는 스트레스 정도가 더 적을 때 나타나고 있다.

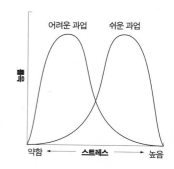

### 경계 국면

스트레스 상황에 놓인 당사자는, 갑작스런 환경의 요구에 빠르게 적응하고 자신의 능력을 신속하게 발휘할 수 있도록 스트레스 반응을 즉각 나타낸다.

### 저항과 버티기 국면

스트레스를 받는 상황이 길어지면, 경계 국면의 예민한 반응은 쓸모가 없어진다. 이렇게 되면 기력을 비축하면서 스트레스 상황과 '거리를 유지하게' 된다.

### 소진 국면

시간이 일정 정도 흐른 후에도 당사자가 스트레스 상황을 극복하지 못하게 될 때 신체는 마침내 소진되고 만다.

### ✚ 일반적응증후군

최근에 와서 일반적응증후군의 생물학적 근거에 관한 논란이 일고 있는 것은 사실이지만 (그 내용은 젤리에가 생각했던 것보다 훨씬 복잡하다), 이 모델은 여전

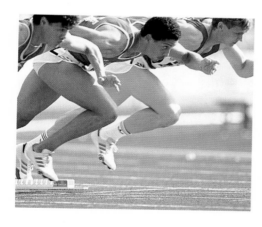

'스트레스'라는 말은 종종 능률과 관계된다

---

'스트레스'라는 말의 어원은 앵글로색슨어에서 왔으며, '압박, 긴장'을 가리킨다. 이 말은 건물의 대들보나 다리橋의 아치 같은 구조물의 일부분이 전체 하중을 지탱하는 물리적 응력應力을 지칭한다. 이 경우 '스트레스', 즉 응력과 '스트레인strain', 즉 장력張力은 구분된다. 대부분의 학술 용어가 그렇듯이, 이 용어는 라틴어 동사 *stringere*(조이다, 압박하다)라는 어원에서 나왔다. 이 라틴어 어원에서 '*estresse*'(좁음, 압력)라는 프랑스 고어도 탄생되었다. 14세기부터 영어에서는 스트레스라는 말이 다시 등장했고, '시련' 또는 '불행'이라는 의미를 지녔다.

히 시사하는 바가 크고, 일정량의 스트레스 반응을 시간의 흐름에 따라 파악하는
데 자주 이용된다.

### 강제 수영 테스트

우리는 일반적응증후군의 세 국면과, 동물에 대한 강장제 미립자의 효능을 위한
강제 수영 테스트 간에 상호 대비되는 현상을 볼 수 있다. 강제 수영 테스트는,
벽면이 매끄러운 원통에 물을 채우고 생쥐를 그 안에 넣어서, 신약新藥의 미립자
가 어느 정도까지 강장 효과가 있는지를 시험하기 위한 것이다.

- 첫 번째 단계에서, 생쥐는 적극적으로 자기 문제를 해결하기 위해 출구나 기
  댈 수 있는 곳을 찾아 분주히 몸을 움직인다.
- 두 번째 단계에서는 수영을 멈추고 최소한의 동작을 하며 물에 떠 있다.
- 세 번째 단계에서는(이 단계는 실험을 통해 알아본 것이 아니다), 힘이 빠져 물
  에 가라앉게 된다.

이 실험은 스트레스 반응의 세 가지 단계를 잘 보여주고 있다.

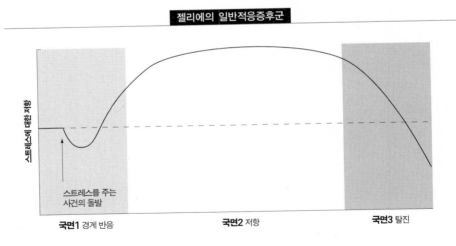

**젤리에의 일반적응증후군**

국면1 경계 반응  국면2 저항  국면3 탈진

강한 스트레스 원인에 노출되면 신체는 우선 얼굴 표
정을 통해 그 충격을 드러내고 내부의 힘을 동원한 후
(경고 신호), 저항 국면에 들어간다. 이때 모든 생리적
인 반응은 스트레스에 대처하고, 마침내 비축했던 힘
이 바닥나면 소진 국면으로 빠져든다.

(젤리에, 1946.)

**사람의 일반적응증후군**

사람의 경우에도 일반적응증후군은 여러 다양한 사례에 적용될 수 있다.

- 예를 들어, 산불이 나서 한밤중에 잠이 깬 소방수의 경우를 생각해보자. 소방수는 먼저 경계 국면을 경험한다. 이 단계에서 그의 신체는 재빨리 활동할 수 있도록 준비 태세를 갖춘다.
- 그런 다음 상황에 지속적으로 대처하지만, 화재 규모가 클 경우에는 장시간 진압 작전을 펴야 할 것이라는 예상을 하고는 힘을 비축해 가면서 작업에 임한다.
- 마지막 단계에서는 좀더 기력이 남아 있는 동료들이 교대해주지 않을 경우, 기력은 마침내 소진되고 임무를 효과적으로 수행하지 못하게 된다.

직업상의 스트레스에 관한 여러 연구 결과를 보면, 다른 직종보다 경찰, 교사, 간호사와 같은 직업이 특히 스트레스에 많이 노출되어 있다고 한다. 그것은 이 직업의 종사자들이 끊임없이 위기 상황에 대처해야 하고, 운신의 폭도 별로 크지 않기 때문인 것으로 나타났다. 극단적인 경우에는 기력을 만회할 시간도 없이 너무 과도한 일에 매달리다가 급사하는 사례가 생기기도 한다. 그런데 특기할 만한

이 세 용어를 혼동하는 경우가 자주 있다. 불안감과 우울증이 병리 현상이라면 스트레스는 병이 아니라는 사실을 환기할 필요가 있다. 이 용어들은 다음과 같은 기준에 의해 구분된다.

어떤 사람이 당장 스트레스 원인이 눈앞에 있을 때 힘들어 한다면, 그 사람은 "스트레스를 받는다"라고 할 수 있다. 만일 직장의 업무가 스트레스가 된다면, 주말이나 휴가 때 스트레스로부터 멀리 떨어져 있으면, 기분이 나아질 것이다.

스트레스의 원인이 가까이 있지 않아도 증상이 계속되면 불안감을 가지고 있다고 볼 수 있다. 문제의 사건에 대해 한참 전에 혹은 한참 후에 긴장과 불안이 갖가지 형태로 드러나서 괴로워한다면, 이것은 아마도 스트레스의 정도를 넘은 불안감 때문일 것이다. 이런 경우에 그 사람은 주말과 휴가 때에도 자신의 일을 신경쓰게 된다. 이때 그는 자신의 스트레스를 '내면화시킨' 셈이

며, 스트레스 원인으로부터 멀리 떨어진 곳에서 스스로 스트레스를 만들고 있는 셈이다.

보통 병원을 찾는 환자들이 스트레스라고 부르는 것은 실제로는 우울증에 속하는 경우가 많다. 그들은 바깥 활동을 할 수 없는 상태가 되어버렸고, 모든 것이 힘들어 보이고, 긴장되고 불만스러우며, 때로 언짢거나 기력을 잃게 된다. 스트레스를 받거나 불안감에 사로잡힌 사람은 적응하기 위해 활동하고 노력하는데 반해, 우울증에 빠진 사람은 맞서 싸우기를 포기하고 환경을 조절하려는 모든 노력 자체가 쓸모없다고 생각한다.

한 사람에게 이 세 가지 상태가 차례로 나타날 수도 있다. 정도가 심하고 반복되는 스트레스 원인과 부딪히게 되면, 우선 스트레스를 받고, 그 다음은 불안해지며, 그리고 마침내 우울증에 빠지게 된다.

점은, 일반적응증후군의 경우 기력이 완전히 소진되는 단계까지 갈 때에는 스트레스에 대처하는 본인의 지속적인 노력에도 불구하고 그 원인이 중단되지 않는다. 다행히 이런 상황은 그리 많지 않다.

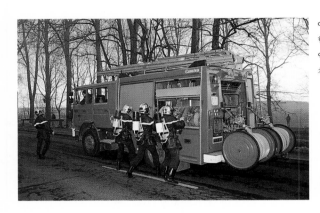

어느 누구도 자신이 스트레스에서 완전히 자유롭다고 장담할 수는 없다. 모든 사람들이 스트레스를 받는다. 단지 각 개인이 가지는 특수한 생활 방식과 성격 유형에 따라, 정도가 천차만별일 뿐이다.

## 스트레스에 관해 알아두어야 할 것

### 스트레스는 병이 아니다

스트레스는 불안감이나 우울증의 동의어가 아니라, 생명체가 환경에 적응할 때 나타나는 현상 전체를 일컫는 말이다.

### 스트레스는 정상적인 현상이다

스트레스를 받는다고 해서 몸이 허약한 것은 아니다. 스트레스 상태가 반드시 그 사람의 몸이 비정상적이라는 사실을 의미하지는 않는다. 스트레스 반응은 우리가 환경에 보다 잘 적응할 수 있도록 자극을 주는 데 그 목적이 있다. 그러므로 스트레스 반응은 그 양상이 지속적이고 반복적으로 드러나거나 지나치게 강한 경우에만 문제가 된다.

### 스트레스 반응은 모든 사람에게 나타나는 현상이다

"일반적응증후군은, 예를 들어 산불 때문에 한밤중에 일어난 소방수의 경우처럼, 사람들이 흔히 겪는 다양한 사례에 적용될 수 있다."

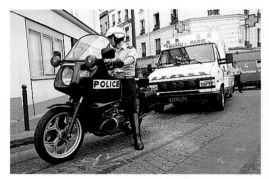

직무 스트레스에 대한 여러 연구 결과를 보면, 경찰, 교사, 간호사 등 몇몇 특정 직업 종사자들이 특히 스트레스에 많이 노출되어 있다.

오래전부터 의사들은 환자의 병을 그들이 이전에 겪은 일정한 사건과 연관 짓는 연구를 해왔다. 예를 들어 많은 외과 의사들은 유방암에 걸린 환자들 중 상당수가 병이 발병하기 이전 몇 달 동안, 이혼이나 금전적 문제, 자식의 건강 등에 대해 여러 가지 걱정을 했다는 사실을 알게 되었다. 일상 생활의 여러 요인들이 병의 주요한 원인일 것이라는 생각은 누구나 생각하고 있던 바였지만, 이 사실을 의학적으로 증명하기까지는 상당한 시간이 걸렸다.

## ✛ 스트레스와 생활의 변화

이 주제에 관한 최초의 과학적 연구는 50년대로 거슬러올라간다. 그 유명한 홈즈와 라흐의 '사회 적응 등급' 개념이 바로 이 시기에 나왔다.

### 사회 적응 등급

연구자들은 약 5천 건에 이르는 의학 자료들을 토대로, 일상의 여러 사건들 중 개인에게 미치는 영향이 가장 심각한 것(배우자의 사망)에서 가장 가벼운 것(교통 범칙금)에 이르기까지 목록을 작성했다. 연구자들이 보기에, 이런 일들은 발병과 밀접한 관계가 있었다. 이후 이들은 전체 인구를 대표하는 표본 집단 400명이 이 사건 목록에 대해 그 심각성에 따라 0에서 100까지의 점수를 매기도록 했다. 이렇게 작성된 등급표는 각 개인의 건강 상태를 확인하는 데 상당히 중요한 자료가 되었다. 이 등급표를 통해서 많은 사람들이 지난 6개월 또는 12개월 동안 스트레스의 원인이 되는 일들을 겪었고, 이후 2년 동안 질병을 앓는 횟수도 증가했

## 한 마디 말에 담긴 여러 가지 의미

스트레스라는 용어와 연관되어 나타나는 문제 중 하나는 이 말이 지닌 다의성(多義性), 즉 여러 가지 의미를 동시에 지닌 데에서 나타난다. 다음은 그런 사례들이다.

· 스트레스 원인, 즉 스트레스를 일으키는 것: "애들이 스트레스 받아."
· 스트레스 반응, 즉 스트레스의 원인에 의해 일어난 현상: "스트

레스 쌓여."
· 스트레스의 결과, 즉 스트레스의 원인에 오래 노출되어 건강에 미친 영향: "스트레스 때문에 병났어."

하지만 이런 모든 현상에 스트레스라는 말을 두루 쓰는 것은 피하는 것이 좋겠다!

이 등급은 실험대상자가 여러 가지 생활의 변화로 인해 받는 스트레스 '지수'에 관한 것이다.

| | |
|---|---:|
| 배우자의 죽음 | 100 |
| 이혼 | 73 |
| 별거 | 65 |
| 수감 생활 | 63 |
| 가족의 죽음 | 63 |
| 상해 또는 질병 | 53 |
| 결혼 | 50 |
| 해고 | 47 |
| 동거 재개 | 45 |
| 은퇴 | 45 |
| 부모의 건강 | 44 |
| 임신 | 40 |
| 성 문제 | 39 |
| 새로운 가족 구성원 | 39 |
| 직업상 겪는 중대한 위기 | 39 |
| 재정적 상황의 변화 | 38 |
| 친한 친구의 죽음 | 37 |
| 직업적 상황 변화 | 36 |
| 잦은 부부 싸움 | 35 |
| 저당 또는 과도한 부채 | 31 |
| 직업상 책임의 변화 | 29 |
| 아들 또는 딸의 가출 | 29 |
| 시부모와의 갈등 | 29 |
| 개인적인 공적 | 28 |
| 배우자의 복직 또는 휴직 | 26 |
| 학기초 또는 학기말 | 26 |
| 생활 조건의 변화 | 25 |
| 개인적인 습관의 변화 | 24 |
| 사장과의 갈등 | 23 |
| 작업 시간 또는 작업 조건의 변화 | 20 |
| 이사 | 20 |
| 전학 | 20 |
| 여가의 변화 | 19 |
| 개종 | 19 |
| 사회 활동의 변화 | 18 |
| 저당 또는 소액 빌리기 | 17 |
| 취침 습관의 변화 | 16 |
| 가족이 모이는 시간의 변화 | 15 |
| 음식 습관의 변화 | 15 |
| 휴가 | 13 |
| 크리스마스 | 12 |
| 벌금 또는 교통범칙금 | 11 |

(26쪽의 홈즈와 라흐의 등급표 사용법을 볼 것)

(참고. T. H. 홈즈, R. H. 라흐, 1967)

다는 사실이 드러났다.

### 통계적 가치

예를 들어 이 등급표는 오랜 기간 동안 임무를 수행하기 위해 항해를 떠나는 미 해군 병사들이 승선 전에 작성하도록 한다. 일단 항해가 시작되면, 병사들이 승선 전에 겪은 사건들과 항해중에 나타나는 그들의 건강 상태와는 밀접한 상관 관계를 보일 것이다. 하지만 이 방법과 관련해서 몇 가지 참고 사항에 유의할 필요가 있다.

- 긍정적인 사건들도 스트레스의 원인이 될 수 있다. 스트레스는 새로운 상황에 적응하는 데서 비롯되는 결과물이다. 따라서, 결혼, 승진 또는 아기의 탄생과 같이 좋은 일이 생긴 경우에도 만족과 걱정이 동시에 나타날 수 있다.
- 이런 유형의 등급표는 바캉스를 전후로 흔히 실시되는 여론 조사에서 널리 활용되고 있지만 통계적인 가치밖에 없다. 즉, 큰 집단 차원에서 개연성의 정도를 보여줄 뿐이다.
- 끝으로, 이런 유형의 등급표가 가지는 가장 큰 약점은 개인적이고 주관적인 측면이 고려되지 않는다는 점이다. 어떤 사람들은 다른 사람들보다 상대적으로 힘든 일에 더 잘 대처한다. 또한 이 등급표는 사건의 심리적인 의미를 고려하지 않고 있는데, 평소에 사이가 좋지 않았던 친척이 죽은 경우라면 스트레스의 정도는 약한 경우를 그 예로 들 수 있다.

## ✚ 일상의 근심

연구자들이 최근에 내놓은 의견들을 보면, 겉보기에 사소한 일들이 지속적으로 반복되고 일상의 근심거리들이 사소하게 사람을 피곤하게 하는 경우 생활 속의 큰일들과 마찬가지로 스트레스 요인이 된다고 한다.

### 사소한 스트레스의 원인

시끄러운 분위기, 별로 편안하지 못한 환경에서의 장거리 이동, 가정 또는 직장의 일상사에서 반복적으로 벌어지는 사소한 다툼 등은 당사자가 적극적으로 대처하지 않거나, 그로 인한 부정적인 영향을 줄이려고 노력하지 않는다면, 이후에는 상당히 심각한 결과를 가져올 수 있다.

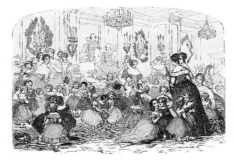

〈아이들의 성탄절〉,
에두와르 달지엘, 1847.
개인 소장

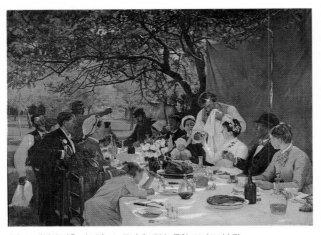

〈이포르에서의 결혼 피로연〉, A. 푸리에, 1886. 루앙, 보자르미술관

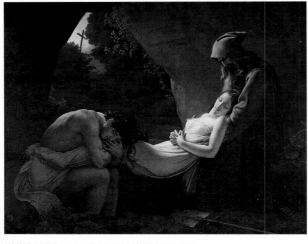

〈아탈라의 매장〉, A. L. 지로데 드 루사-트리오종, 1908.
파리, 루브르박물관

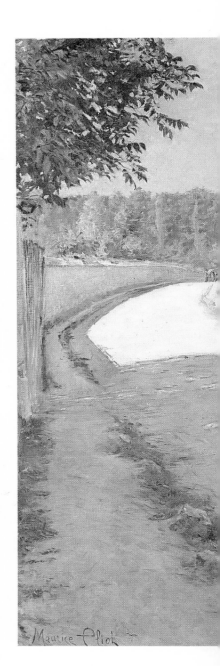

약 5천 건에 이르는 의료 자료들을 토대로, 연구자들은 일상의 여러 사건들 중 개인에게 그 영향을 가장 크게 미치는 것(배우자의 사망)에서 가장 가벼운 것(교통범칙금)에 이르기까지 목록을 작성했다. 이들이 보기에, 이런 일들은 질환의 발병과 밀접한 관계가 있었다. 긍정적인 사건들도 스트레스의 원인이 될 수 있다. 스트레스는 새로운 상황에 적응하는 데서 비롯되는 결과물이다. 따라서, 결혼, 승진 또는 아기의 탄생과 같이 좋은 일이 생긴 경우에도 만족과 걱정이 동시에 생길 수 있다.

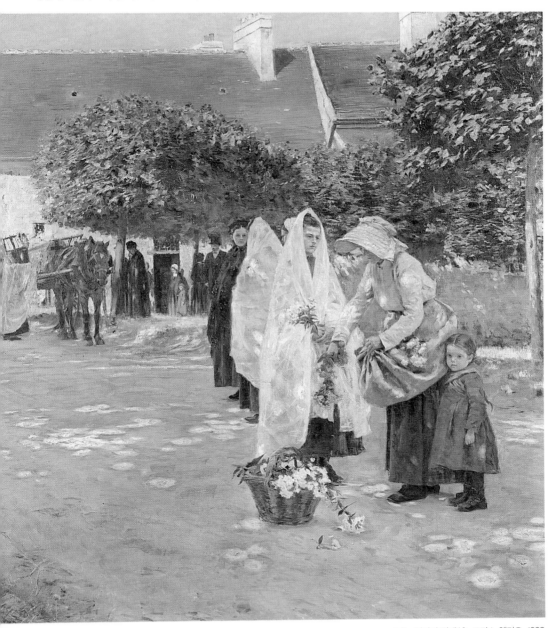

〈어느 처녀의 장례식〉, 모리스 엘리오, 1888.
릴, 미술박물관

대부분의 연구나 조사 결과를 살펴보면, 스트레스 지수가 높은 사람은 이혼을 하고 부양 자녀가 있으며 단순 노동 직종에 종사하면서, 집과 직장이 먼 거리에 있는 40대 여성으로 나타나고 있다.

실제로 최근의 스트레스 관리 프로그램에서는 이런 '일상의 압박감'을 개개 인이 잘 관리할 수 있도록 도와주는 데에 많은 주의를 기울이고 있다. 이런 스트 레스는 진척 속도는 느리지만, 가장 확실한 결과를 가져오기 때문이다.

**누적 효과**

이 효과는 반복되는 사소한 스트레스의 위협에 노출된 사람에게 나타나는 현상으 로, 당사자는 스트레스의 원인에 점차 민감해진다. 나중에는 사소한 스트레스 원 인에도 격하게 반응한다.

예를 들어, 직장에서 하루종일 스트레스를 받은 사람은, 퇴근 후 배우자나 자 녀들의 아주 사소한 말대꾸에도 화를 버럭 내게 될 것이다. 어느 한계를 넘으면, 스트레스 반응은 스트레스 원인이 되지 않는 상황에서도 돌출하게 된다. 이러한 과잉 반응의 바탕에는 아마도 신경 과민 현상이 있을 것이다. 전기 충격을 지속 적으로 받은 신경 세포가 점점 약한 자극에 대해 더욱더 빠르고 강하게 반응하는 것과 같은 이치다.

---

### 홈즈와 라흐의 도표를 이용하는 법

최근 1년간 당신한테 있었던 여러 일들에 대해 해당하는 점수를 더하시오. 참고로, 이 조사는 단지 통계적인 목적으로만 쓰일 뿐 이라는 사실을 염두에 두기 바란다. 이 조사는 만일 당신이 스트 레스 관리에 좋은 전략이나 스트레스 완화 방법을 가지고 있다 면 당신의 개인적이고 특수한 상황과 맞지 않을 수도 있다.

**· 총점이 150과 199 사이인 경우**

스트레스 관리를 위해 아무런 조치도 취하지 않는다면, 당신은 앞으로 2년 안에 잔병치레를 할 확률이 35퍼센트가 많다.

**· 총점이 200과 299 사이인 경우**

당신은 앞으로 2년 안에 잔병치레를 할 확률이 50퍼센트나 많 다. 당신은 스트레스를 효과적으로 관리해야 한다.

**· 총점이 300 이상인 경우**

당신은 앞으로 2년 안에 잔병치레를 할 확률이 80퍼센트나 많 다. 당신은 스트레스를 관리하는 데 많은 신경을 써야 한다.

## ✚ 특수한 환경에서 비롯되는 스트레스 원인 : 직무 스트레스

1993년 세계노동기구에서 펴낸 보고서에는 직무 스트레스에 따르는 비용이 제시되면서, 이 현상에 대해 많은 지면을 할애했고, 그 이후 직업 환경에서 비롯되는 스트레스를 밝혀내기 위해 많은 연구를 진행했다. 직무 스트레스 전문가들은 직업별 스트레스 원인 등급표를 자주 이용하며 이를 통해 개인별 스트레스를 상당히 정확하게 가늠할 수 있다.

### 스트레스의 원인은 생각지 않은 곳에 있을 수 있다

우리의 연구에 따르면, 스트레스 원인은 흔히 사람들이 생각하는 데에 있지 않았다. 예를 들어, 파리 시내 버스 운전기사들을 상대로 한 설문 조사에서는 가장 심한 스트레스 원인은 예상과 달리 버스 운행과 연관된 것이 아니라, 승객과의 관계에서 발생하고 있었다. 그들은 운행중에 일어날 수 있는 여러 예측 불허의 상황에 대해서는 기술적이고 심리적인 면 모두 잘 대처할 수 있는 준비가 되어 있었지만, 일부 승객들의 신사적이지 못한 행동과 시민 정신이 부족한 태도 내지는 공격성에 대해서는 참지 못하는 것으로 나타났다.

### 스트레스는 직위와 비례하지 않는다

예를 들어, 일반적으로 사람들이 생각하는 것과는 달리 직장 내에서 직위가 높을수록 반드시 스트레스를 많이 받는 것은 아니라는 사실이 밝혀졌다. 사장이 사원들보다 더 많은 스트레스를 받는 것으로 알고 있으나 이는 모든 경우에 그런 것은 아니라는 것이다.

---

일 상 의  사 소 한  스 트 레 스  원 인

생활 속에서 우리가 흔히 하는 걱정은 대략 여덟 가지로 분류되고 있는데, 개별적으로 봤을 때에는 별로 심각하지 않지만, 이들이 반복되거나 합쳐질 경우에는 의외의 결과를 낳는다.

- 가사에 대한 걱정: 식사 준비, 장보기, 집 정리, 아이 돌보기
- 건강에 대한 걱정: 만성적이거나 잦은 질병
- 시간에 대한 압박감: 빡빡한 일정, 시간 부족
- 인간 관계 문제: 외로움, 다툼
- 환경 문제: 소음, 치안
- 돈에 관한 걱정: 빚, 채권
- 직장에서의 근심: 불만, 알력
- 장래에 대한 걱정: 고용 안정, 저축

- 단순 직종에 종사하고 직위가 낮은 직원일수록 스트레스는 더 심하다. 따라서, 직무 스트레스의 측면에서 봤을 때, 가장 불리한 상황은 상사에게 받는 압력은 심하면서 운신의 폭이 좁은 경우이다.
- 주변의 힘 있는 사람들의 요구에 따라야 하면서도 나름의 대응 전략을 선택할 충분한 자율성을 확보하지 못한 경우, 스트레스는 더욱 커질 것이다.

이런 이유로 중견 사원과 간부는 종종 매우 심한 압박감을 경험하기도 한다. 그러나 전체적으로 봤을 때 평사원보다 스트레스로 인해 병이 나는 경우는 그리 많지 않다. 그들은 하위직에 비해 상대적으로 자신들의 업무를 나름대로 처리할 수

스트레스와 직위

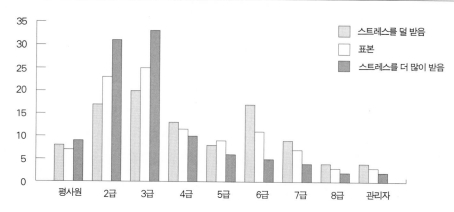

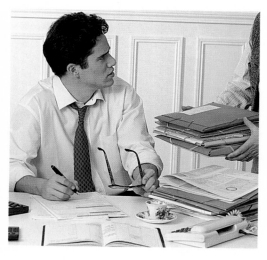

이 표는 프랑스의 한 대형 시중 은행에서 의료 담당 부서와 함께 실시한 스트레스에 대한 연구 결과이다. 위의 연구에서 직원 960명을 표본으로 하여 직위와 스트레스 강도(설문지를 중심으로 조사함)의 연관 관계에 대해, 전체적으로 직위와 측정된 스트레스 사이에 반비례 관계가 있음을 알 수 있었다. 중간 관리자층은, 스트레스 반응을 평가하는 심리 스트레스 측정에서 각 범주의 직원들이 보여준 평균치를 나타냈다. 그리고 3급부터는 직급이 높을수록 스트레스가 규칙적으로 줄어드는 현상을 확인할 수 있었다. 이 현상은 각 범주에서 스트레스를 가장 많이 받거나 가장 적게 받는 20퍼센트에서 더욱 뚜렷이 드러났다.

있는 자율성이 확보되어 있기 때문이다.

　설사 스트레스를 받더라도, 스트레스 원인에 대처할 수 있는 방법이 있으며, 스트레스에 보다 효과적으로 저항하고 기운을 되찾을 수 있는 환경을 갖추고 있다. 이것을 스트레스 완화 요소라고 부른다.

## ✚ 직무 스트레스의 원인들

기업체에서 사원들의 스트레스를 줄이기 위한 방편으로 연구를 의뢰할 경우, 직무 스트레스의 원인, 즉 사원들을 짓누르는 모든 금기 사항이 매우 심도 있게 검토된다. 이를 통해 우리는 이들에게 불가피한 금기 사항 외에 지나친 제약은 부정적인 영향을 준다는 사실을 주지시킨다. 이런 제약이 한계를 넘으면, 사원들은 효과적으로 대처할 수 없기 때문이다. 최근에는 스트레스 비용을 중요시하는 기업체 수가 점차 늘어나, 사원들이 겪는 직무 스트레스의 원인을 최소화하는 데 많은 관심을 기울이고 있다.

### 제한된 시간 동안 너무 많은 업무를 맡아야 할 때

스트레스에 관한 조사에서는 시간에 대한 강박감이 언제나 가장 중요한 스트레스 원인 중 하나이다. 간단한 예를 보면, 사소한 테스트를 하는 경우에도 제한 시간을 두면, 공지 시간이 충분해도 시간이 제한되었다는 사실 그 자체 때문에 스트레스의 정도는 눈에 띄게 커진다.

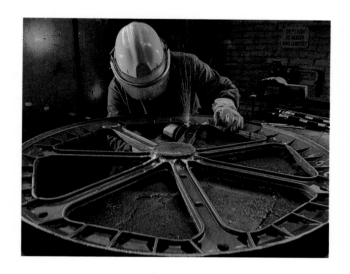

### 실수를 저질러 그 심각성이 드러났을 때

어떤 임무를 수행할 때는 그 성과가 항상 걱정거리로 남는다. 아주 사소한 실수도 겉으로 드러나 중대한 결과를 낳는 직업은 심각한 스트레스를 일으킨다. 항공 관제사들에 대한 여러 연구 결과들을 보면, 스트레스와 관련된 질병이 가장 많은 것으로 나타나고 있다. 반면, 사무직이나 교직원 등의 직종에서는 이런 스트레스의 원인과 거의 관계가 없는 것으로 나타났다. 이들은 그들 나름의 스트레스 원인이 있었다!

### 맡은 역할이 모호할 때

주변 사람들이 자신에게 기대하는 것이 어느 정도인지 명확히 알지 못하는 경우, 이것 또한 스트레스의 원인이 될 수 있다. 이 경우는 흔히 그 직위가 새로 생겨 그의 역할에 관한 지침이나 의미가 주어지지 않는 경우이다.

### 업무가 너무 적을 때

반면, 맡은 일이 너무 적어도 스트레스를 받을 수 있다. 회사에서 '대기 발령'을 받은 사람들과, 기다림과 단순 반복적인 일이 주를 이루는 경비 업무를 맡는 사람들이 이런 종류의 스트레스로 고통을 당한다. 마찬가지로, 다른 이유도 있겠지만 실직자들도 이런 유형의 스트레스에 시달리는 경우를 자주 볼 수 있다.

---

### 직무 스트레스의 주요 원인

회사에서 받는 스트레스를 연구할 때, 직원들에게 나타나는 스트레스의 다양한 원인에 대해 가능한 한 정확한 목록이 필요하다. 이를 위해, 사원들의 주된 스트레스의 원인을 알아내는 측정 도구들이 활용된다.

- 제한된 시간 동안 너무 많은 업무를 맡아야 할 때
- 다른 사람들의 업무를 책임져야 할 때
- 실수를 저질러 그 심각성이 드러났을 때
- 능력에 대해 나쁜 평가를 받을 때
- 맡은 역할이 모호할 때
- 역할 갈등이 생겼을 때
- 업무가 너무 적을 때
- 참여가 부족할 때

- 능력이 너무 뛰어날 때
- 조직이 불안정할 때
- 자질이 부족할 때
- 회사와 사원 간에 가치관의 갈등이 있을 때
- 상황이 불확실할 때
- 주위 환경이 힘들 때
- 사원들간에 갈등이 있을 때
- 불만이 생겼을 때

### 능력이 너무 뛰어날 때

자신의 역할에 비해, 능력이 너무 많아도 그에 걸맞게 배치된 사람보다 더 많은 스트레스를 받을 것이다. 오늘날 대다수의 학생들이 실업에 대한 두려움 때문에 능력보다 낮춰 시험에 응한다. 인적 자원 관리자들이 관찰한 바에 따르면, 이런 상황은 장기적인 스트레스와 불만의 원인이라고 한다.

### 자질이 부족할 때

능력 부족은 중요한 스트레스의 원인이다. 임무에 충분히 대비하지 않으면, 해로운 긴장과 힘의 소모를 가져온다. 바로 이 때문에 인적 개발 기구의 효과적이고 지속적인 교육 정책이 중요하다.

### 상황이 불확실할 때

일반적으로, 불확실한 상황에 놓여 있는 조직의 구성원들 또한 정상적으로 활동하기 어렵다. 불안 요소는 사장의 괴팍한 성미에서부터("오늘 아침에는 사장님의 심기가 어떨까?") 회사의 장래에 대한 걱정(이렇게 되면 루머가 생기기 십상인데, 이는 사원들이 부족한 정보를 짜맞추려 애를 쓰기 때문이다)까지 다양하다. 한 예로, 병자가 처한 상태의 심각성을 미리 알 수 없는 응급 치료보다는 예약 환자를 보는 것이 훨씬 덜 피곤하다.

### 직원간의 갈등

여러 연구 결과에 따르면, 같은 회사 직원들간의 긴장 관계는 심한 스트레스의 원인이다. 근무 환경이 좋지 않으면 개인적 스트레스와 직무 스트레스를 이중으로 겪어야 한다.

---

스 트 레 스  비 용

1993년 국제노동기구의 연례 보고에 따르면, "스트레스는 우리 시대의 가장 심각한 문제 중 하나가 되었다. 그것은 개인의 육체적·정신적 건강을 위협하고 회사와 국가 경제에 값비싼 대가를 치르게 한다."

- 미국에서는 기업에서 스트레스로 발생하는 비용이 결근, 생산성 저하, 건강 보험금 지급, 의료 비용 등을 포함하여 매년 약 2천억 달러에 이르고 있다.

- 영국에서는 국민총생산(GNP)의 10퍼센트에 이를 것으로 추정한다.

## 직업 스트레스와 운신의 폭: 요구와 통제

미국의 학자 로버트 카라젝은 4,495명을 대상으로, 직무 스트레스의 두 가지 중요한 요소를 연구했다. 한 요소는 임무 수행을 위한 사원 자신의 통제 가능성(몇몇 직종은 상당히 자유로움)이며, 다른 한 요소는 직업에서 받는 심리적 압박감이다(몇몇 직종은 사람에게 '압력'을 행사한다). 카라젝에 따르면, 스트레스의 이 두 가지 요소를 결합할 때, 스트레스의 정도가 가장 잘 드러날 수 있다는 것이다. 압박이 강하고 통제가 약할수록, 사원은 더욱 심한 스트레스를 받는다. (R. 카라젝, 1989)

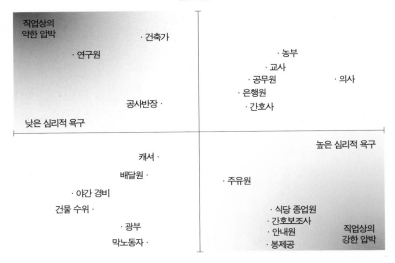

## 항공관제사의 스트레스

그중에는 가능한 실수의 심각성이 포함되기도 하지만 여러 가지 이유 때문에 항공관제사들은 심한 스트레스에 노출된 직장인으로 분류된다. 화물기 조종사 8,435명과 관제사 5,199명을 비교하여 이루어진 연구에 따르면, 나이와 직업을 따지기 이전 건강 상태를 고려할 때, 관제사들이 고혈압, 당뇨, 위궤양 증세를 새롭게 경험하는 경우가 훨씬 많은 것으로 나타났다.

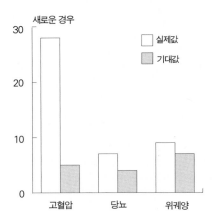

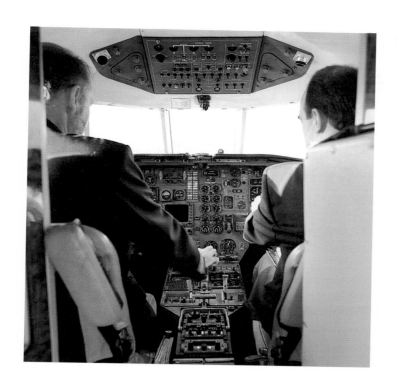

## 어 떤 직 업 이 스 트 레 스 를 더 많 이 받 는 가 ?

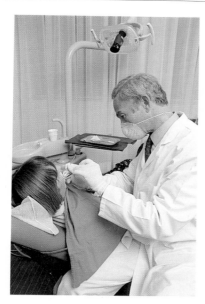

스트레스에 가장 많이 노출된 직업들 중에는,
항공관제사, 치과의사 그리고 간호사 등이 포함된다.

노동의학과 심리학에서는 어떤 직업이 더 많은
스트레스를 받는지를 알아보기 위한 연구가 많이
이루어졌다. 스트레스 분야에서는 권위 있는 여
섯 명의 학자가 참가한 한 연구에서 각 직업의 스
트레스 평균 점수를 알아보기 위해서 직업 리스
트에 0에서 10까지의 점수가 부여되었다. 그리고
연구 결과에서 볼 때, 스트레스에 가장 많이 노출
된 직업은 광부(8.3), 경찰(7.7), 교도관과 항공
기 조종사(7.7) 그리고 치과의사(7.3) 등의 순으
로 나타났다.

국제노동기구 보고서는 스트레스 강도가 높은 직
업으로, 교사, 버스 기사, 간호사 그리고 수공 노
동자를 들었다.

### 다른 사람들의 업무를 책임져야 할 때

어떤 집단의 대표 역할을 할 때, 그 역할이 잘 수행될 때는 아무런 문제가 없다. 그러나 다른 사람들의 일까지 책임진다는 것은 어느 정도의 통제 상실 상태를 뜻한다. 이런 상황은 스트레스와 밀접하게 관련되어 있다.

### 불만이 생겼을 때

동물을 상대로 실험한 연구 결과에 따르면, 먹을 것이나 보상을 기대했다가 얻지 못할 경우 그 욕구 불만은 아주 강한 스트레스의 원인으로 작용한다. 사람의 경우도 마찬가지다. 승진이나 보너스, 더 넓은 사무실 등을 기대했다가 이루어지지 않았을 경우, 스트레스의 정도가 엄청나게 늘어난다. 따라서 이에 대한 적절한 조치가 없다면, 그 영향은 오래 지속될 수 있다.

### 자신의 업무에 대해 모호한 평가를 내릴 때

직장인이 자신의 성취도가 어느 정도인지, 상관이 만족스러워하는지 알지 못하는 것은 대단히 괴로운 일이다. 몇몇 관리 직종에서는 이런 문제가 특히 스트레스의 원인이 된다. 부하 직원에 대처하는 상급자의 불분명한 태도에서도 이런 문제는 발생한다.

### 역할 갈등이 생겼을 때

자기 위의 상급자 두 명이 내리는 상호 모순적인 명령 사이에서 이러지도 저러지도 못하는 상태를 말한다. 여기에 해당되는 또 다른 경우는 여러 직장 동기들 중 한 사람이 승진했을 때이다. 그는 동기들을 어떻게 이끌 것인가, 만일 그들 중 한 명이 실수를 했을 경우 어떻게 대처할 것인가? 부하 직원이 된 옛 동기를 질책하면서, 가차 없이 상사로서의 역할을 택할 것인가, 아니면 잘못을 눈감아주는 옛 직장 동료의 역할을 앞세울 것인가?

### 참여가 부족할 때

자신이 관련된 어떤 문제에 대해 그의 의견이 고려되지 않을 때, 커다란 스트레스의 원인이 될 수 있다. 이런 이유로 기업에서는 사원을 적극적으로 참여시키기 위한 경영 방안을 개발하려고 노력한다. 예를 들어, 품질 관리 모임을 만들어 사원들이 자신들의 작업 편성에 직접 관여하도록 한다.

### 조직이 불안정할 때

충분히 적응할 시간도 없이 너무 빨리 그리고 반복해서 일어나는 변화 또한 스트레스 요인이 된다. 전형적인 예가 상급자들이 빨리 바뀌는 경우이다. 그러므로 중요한 조직상의 변화를 단행할 때, 변화의 리듬과 영향을 잘 조절해야 한다.

### 회사와 직원 간의 가치관에 갈등이 있을 때

회사의 지침과 목표가 사원 개인의 신념과 상충될 때에도 스트레스가 발생한다. 예를 들어, 평화주의자가 무기 제조 공장에 근무하거나 환경운동가가 핵발전소에 근무하는 경우이다. 또한 경영자가 나이 제한 때문에 직원을 해고해야 되는 경우도 이에 속한다.

이외에도 판매담당자가 회사의 이익 때문에 고객에게 적절하지 않은 제품을 파는 경우도 이에 속한다. 이렇게 스트레스의 원인이 되는 상황에서는 종종 당사자의 심리적 적응 현상이 이어진다. 사원들은 자신을 주변 사람들의 관점에 맞춘다("이 공장은 그다지 오염을 일으키진 않아"라든지, "하지만, 어쩔 수 없어"……).

### 주위 환경이 힘들 때

이 스트레스의 원인은 노동 관련 연구를 해온 의사와 심리학자들이 오래전부터 주목한 부분이다. '인간공학'이란 바로 편안한 의자, 사무실의 방음, 조명 그리고 환기 등을 통해 작업 여건을 더욱 좋게 하고, 스트레스를 덜어주기 위한 노력의 일환인 것이다.

### 요구와 통제

다른 연구 결과에서도 직무 스트레스는 요구와 통제, 달리 말하면, 제약과 운신 폭이라는 두 변수에 의해 결정되는 것으로 파악된다.

- 요구는 임무의 집행을 위해 요구되는 속도, 그것을 실행하기 위한 어려움, 제한된 시간의 업무량 등으로 나타난다.
- 통제란 자유로움의 정도 그리고 자신의 임무를 수행하는 데 있어서의 사원의 재량권과 연관된다.

강한 요구(힘든 직장)는 높은 정도의 통제(가능한 선택의 자율권과 이와 유사한 권리)로써 스트레스를 줄일 수 있지만, 통제의 정도가 약하면 스트레스는 심해질 것이다. 이 두 가지 요인에 의해 여러 다른 직업에서의 스트레스 지수도 정립할 수 있을 것이다.

## 스트레스의 생리적 장치

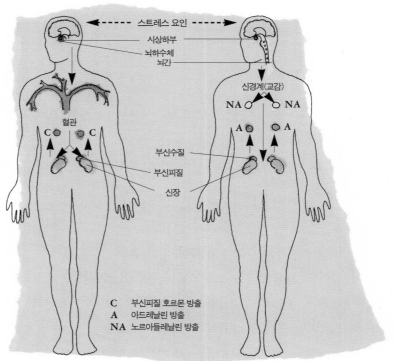

스트레스 생리 반응의 바탕에는 두 기관이 있다. 하나는 케이블 장치 역할을 하는 신경계 기관으로 이를 통해 초고속으로 정보가 전달되며, 다른 하나는 신경-내분비 즉 호르몬 기관으로서 정보 전달이 약간 느리다.

최근에 와서 스트레스에서 발생하는 모든 현상, 특히 스트레스의 생리적인 반응이 많은 연구의 대상이 되고 있다. 하지만 많은 다른 과학 분야가 그렇듯이, 연구가 진행될수록 문제는 더욱 복잡해진다.

### ✛ 스트레스의 생리

일단 스트레스의 원인이 발생하면, 사람은 신경과 호르몬에 의한 생리적인 반응을 동시에 보이게 된다. 이런 반응은, 정서와 호르몬의 기능에 관여하는 뇌 속의 '시상하부'에서부터 시작된다.

우리의 몸은
스트레스에
어떻게 반응할까

#### 두 개의 방어 시스템

시상하부에서 일종의 경보 신호를 보내면 신경계 또는 혈액 계통을 통해, 스트레스 호르몬이 방출된다.

- 스트레스의 생리적인 반응은, 아드레날린과 노르아들레날린의 분비로부터 시작된다. 육체적인 활동과 스트레스의 원인에 신속히 대응할 수 있도록 하기 위함이다.

- 이후에도 스트레스의 원인이 지속되면, 이른바 코르티코이드라는 부신피질성 호르몬이 분비되면서 저항력이 생기고, 동시에 조직 속 당뇨의 합성이 높아지면서(당은 즉시 사용 가능한 에너지의 비축을 의미한다) 당사자가 스스로 스트레스의 원인을 통제할 수 없는 경우, 몸을 지탱하도록 해준다.

#### 조난자의 반응

선원이 항해 도중에 조난을 당하면, 이 두 기관은 잇따라 활동을 개시한다.

- 조난 상황에 처하면, 선원은 구명조끼를 착용하고 구명보트에 올라 재난당한 동료를 돕는다. 이 모든 것은 아드레날린과 노르아드레날린의 분비가 늘어났기 때문에 가능하다.

- 그리고 며칠이 지나도 구조되지 못하고 구명보트나 뗏목을 타고 표류하게 될 때, 생존의 가능성을 높이기 위해서 강력하게 작동하는 것이 바로 부신피질성

호르몬 체계이다.

**복합 현상**

우리는 사람이나 동물을 막론하고 이 두 호르몬 체계가 스트레스 원인에 대한 두 개의 다른 태도와 상호 관련을 맺는다는 것을 입증했다.

- 상황을 통제하려는 시도는 아드레날린과 노르아드레날린의 비율이 증가함과 동시에 일어난다.
- 상황을 제압하지 못하고 통제를 상실하면, 부신피질성 호르몬의 상승을 초래한다.

최근 들어, 스트레스 반응과 관련된 또 다른 면역과 호르몬 체계가 발견됨으로써 사정이 복잡해졌다. 스트레스에 관계된 모든 생리적 현상은 몇 년 전에 생각하던 것보다 훨씬 복잡해졌으며, 연구는 지금도 계속되고 있다.

## 스트레스에서 중요한 두 가지 경로

| 기관 | 시상하부-교감-아드레날린 | 시상하부-뇌하수체-부신피질 |
|---|---|---|
| 활동 경로 | 교감 신경계 | 혈관 |
| 분비 호르몬 | 아드레날린과 노르아드레날린 | 부신피질성 호르몬 |
| 분비 장소 | 아드레날린: 부신수질(부신 중심부)<br>노르아드레날린: 교감 신경계의 신경 말단 | 부신피질(부신 외부) |
| 활동 기간 | 즉시 | 점차적 |
| 목적 | 신체가 활동할 수 있도록 한다 | 인내심을 높인다 |
| 사람의 적응 전략 | 환경 통제 시도 | 감수 |

## ✚ 스트레스의 생리적 반응은 왜 필요한가?

스트레스의 생리적 반응들은 사람의 의지와는 상관없이 태생적인 것이다. 이들은 인류의 유전적인 요소를 나타내는데, 이 요소들이 살아남게 된 것 자체가 분명 이 반응들 때문이라고 생각된다.

### 신속한 활동을 가능하게 하고, 몸의 저항력을 높인다

이 반응의 목표는 무엇보다도 신체가 신속한 활동을 할 수 있게끔 하고, 지속적인 스트레스에 육체의 저항력을 높이는 데 있다. 심각한 스트레스 원인이 생겨, 생존에 위협이 될 때는, 끈질기게 맞서 싸우든가 아니면 도망가야 할 것이다.

### 근육 활동과 경계 활동을 용이하게 한다

아드레날린과 노르아드레날린이 신체 기관에 일으키는 생리적 현상은 그 목표가 근육 활동을 원활하게 하고, 주변에 항상 경계심을 갖도록 하는 것이다. 특히 혈압이 올라가고 뇌와 근육 쪽으로 혈액이 재분배된다.

### 스트레스의 반응이 너무 강한 경우

스트레스가 오래 지속되면 그 영향으로 건강을 해치는 경우가 더러 있다. 많은 연구 결과를 보면, 강도 높고 위협적인 스트레스 원인을 경험한 사람들에게는, 기억, 감정 조절과 깊은 연관 관계가 있는 뇌의 아랫부분(해마)에 종양이 생긴다고 한다.

### 스트레스 반응이 소용 없는 경우

스트레스의 생리적 반응이 가끔 효과가 없는 경우가 있다. 현대인들에게 대부분의 스트레스 상황은 육체적 활동이 불가능한 경우이다. 급한 약속이 있지만 교통 체증에 걸렸거나, 회의에서 상관한테 질책당하는 경우는 도망이나 싸움 등으로 해결될 수 없다.

모든 스트레스 현상을 통해 신체는 활동을 준비한다. 인류에게 스트레스 원인이 신체의 위협이 되던 시기에 스트레스 현상은 종족의 생존을 유지시켜주었다. 오늘날, 인간을 공략하는 스트레스의 원인은 더욱 더 심리적인 경향을 띤다. 하지만 육체적 반응은 이어지고 있다. 이런 대부분의 현상은 신체의 활동을 위한 준비 단계로 쉽게 이해된다. 스트레스 반응과 연관된 일부 현상들은 겉보기에는 불필요한 듯 보이지만, 이런 현상 또한 어떤 상황의 전개 속에서 필요에 의해 생긴 반응이다. 털이 서는 것은 상대의 기선을 제압하기 위해 자신의 크기를 부풀리기 위한 반응이고, 혈액 응고 시간이 줄어든 것은 상처를 입었을 때 혈액 손실을 줄이기 위해서이다.

### 심장과 혈관

· 맥박 증가

· 근육 혈관 확장

· 동공 확장

### 호흡 계통

· 호흡 빈도와 심도 증가

### 근육 계통

· 근긴장(筋緊張) 증가

### 피부 계통

· 혈관 수축

· 발한(發汗) 증가와 전기 저항 퇴보

· 소름

### 소화 계통

· 장운동 감소(하지만 가끔 정반대의 경우도 있음)

### 혈액 계통

· 응고 시간 감소

· 혈당 증가

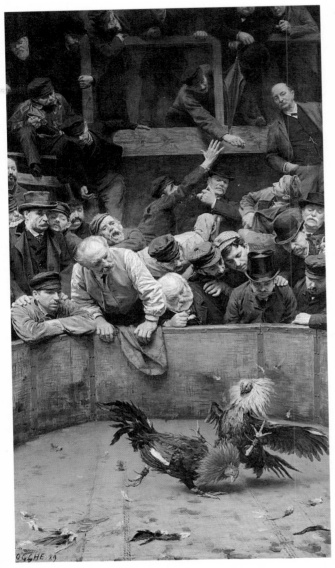

〈닭싸움〉, 레미 코그, 1889.
루베, 시립박물관

모든 스트레스 현상을 통해 신체는 활동을 준비한다.

일부 학자들은, 과거에는 '정신 신체 질병' 이란 명칭으로 불렸고, 지금은 '스트레스 관련 질병' 으로 분류되고 있는 이들 질환들에 대해, 생활 환경은 급속하게 변화하는데 비해 생리적 조건은 느리게 변화하기 때문이라고 분석하고 있다.

## ✚ 스트레스 반응의 심리 행동상의 결과

스트레스의 생리적 반응이 일단 한번 시작되면, 여러 현상들이 나타나기 쉽다.

### 위협에 대한 민감성의 증가

심리학적 관점에서 볼 때, 스트레스 반응은 환경에 대한 경계심을 활성화시킨다. 스트레스 반응의 당사자는 잠재적인 위협이 되는 모든 것에 더욱 민감해진다. 한 재미있는 이론에 따르면, 모든 생명체는 자신의 환경에서 오는 2가지 유형의 신호에 민감하게 반응한다.

• 안전 신호로서 흔히 위협적이지 않은 상황과 결부될 때
• 위험 신호로서 위협적인 상황과 결부될 때

예를 들어, 어떤 야생 동물에게 안전 신호는, 주위의 일상적인 소음이나 가까운 곳에 있는 다른 짐승들의 차분한 행동 그리고 정체 불명의 존재를 알리는 신호가 없는 상황으로 드러난다.

〈매와 암탉〉, 프란스 스나이데르스, 부다페스트, 미술박물관

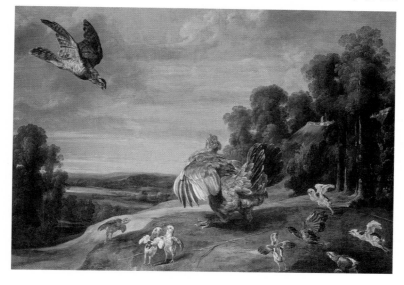

위험 신호는 이상한 소음이 들리거나 평소에 듣던 소리가 들리지 않는 경우 혹은 주위의 다른 짐승들이 예민한 반응을 보일 때, 바람이 불지 않는데 풀이 움직이는 등, 가까이 천적이 출현했음을 알리는 심상치 않은 현상들이다.

스트레스 강도가 높을수록 당사자는 위험 신호에 더욱 예민해지고 안전 신호에는 둔해진다. 예를 들어, 연설자가 스트레스를 받은 경우 인상을 찌푸리거나 자기들끼리 수군대는 청중들한테 지나치게 신경을 쓰는 경향이 생긴다. 만족스런 표정으로 귀기울이는 청중에 대한 관심은 줄어들게 된다. 이렇게 주위 환경에 잠재한 위협에 촉각을 곤두세우는 것은 일시적으로 효과가 있을지 몰라도, 시간이 지나면 기력을 소모시키고 도움이 되지 않는다.

### 도피 또는 투쟁 반응

미국의 생리학자 캐넌은, 살아 있는 개체는 스트레스 반응을 통해 그 원인과 싸우든지 아니면 도망칠 준비를 한다고 말했다. 이것이 바로 도피 또는 투쟁 반응이다. 그러나 스트레스를 유발하는 상황에서는 문제를 주먹다짐 아니면 도피로 해결할 수 없는 경우가 더 많다. 그런데 이런 상황에서 스트레스 반응이 나타나면, 우리의 신체는 불필요한 생리 작용에 기력을 소모하는 꼴이 된다. 여기서 비롯된 것이 라보리의 행동 억제와 폐해 그리고 역설적인 '도피 예찬'에 관련된 이론들이다.

항상 실현될 가능성이 있는 것도 아니고 유쾌하지도 않은 공격이나 억제와 연관된 이런 행동 양태 이외에, 스트레스를 받은 사람이나 짐승들에게 맞는 상황 반응은 아니라 할지라도, 자극에 대해 반응할 필요를 느끼는 동기 활동의 빈도가 확인되는 경우가 있다. 예를 들어, 동기 행위가 대상에서 일탈한 '목표 도착目標倒錯 행위'를 들 수 있다. 모임에서 상대방에게 모욕을 당한 사람은, 당장 물건에 앙갚음을 하거나(펜을 물어뜯거나 비틂) 아니면, 그 일이 있은 후에 아무런 죄도 없는 동료나 가족에게 화풀이를 할 수도 있다.

또한 '대체 행위'도 관찰된다(말을 하는 대신 손톱을 물어뜯거나 머리를 긁거나 다리를 흔드는 등). 이러한 연구의 연장선상에서, 우리는 같은 개체들 사이에서 발생하는 스트레스와 공격의 상관 관계를 살펴보려 하였다. 예를 들어, 실험실의 쥐들은 숫자가 많으면 그들 사이에 싸움의 빈도가 늘어난다. 하지만 여기서 스트레스는 촉매제 역할을 할 뿐이고, 공격적인 행동은 그런 행동이 출현할 가능성이 있을 때에만 나타난다. 예를 들어, 배고픈 병아리 무리를, 유리 뒤편에 놓여 있어서 구미는 당기지만 닿을 수 없는 먹이 앞으로 몰면, 욕구불만으로 생긴 스트레스 때문에 힘센 놈들은 다른 놈들을 공격하게 된다.

## 스트레스의 심리학

현재의 연구는 스트레스 반응에 대해 개인에 따라 차별화해 접근하는 것을 더 바람직하게 여기는 편이다. 실제로 같은 스트레스 원인에 대한 사람들의 대응 방식은 각기 다르다. A에게 스트레스가 되는 것은 B에게 스트레스가 되지 않고 그 반대의 경우도 있을 수 있다. 스트레스에 대해 우리 모두는 평등하지 않다.

### ✛ 정보의 처리

우리는 우리 주변에서 오는 정보를 수동적으로 받아들이지 않는다. 우리에게 오는 메시지 중 일부는 취하고 일부는 버린다. 이것이 흔히 말하는 정보의 처리이다. 의기소침한 사람은 주위의 부정적인 일들에 더 민감하게 반응하고 긍정적인 요소들에 대해서는 주의를 많이 기울이지 않는 경향이 있다.

**'비뚤어진' 해석**

파리 시내 버스회사의 운전기사들을 대상으로 실시한 스트레스 연구에서, 운전기사들은 그들의 심리적 상태에 따라 승객들의 행동 때문에 스트레스를 받거나 혹은 그렇지 않은 것으로 나타났다.

우리는 왜
스트레스를 받을까

## 스카이다이빙과 스트레스

스트레스 당사자의 경험에 따라 스트레스를 주는 상황에 대한 생각이 달라질 수 있지만, 스트레스 그 자체가 아예 없어지는 것은 아니다. 아래에 소개된 두 개의 곡선은 같은 사안에 대해 두 사람의 주관적인 지각이 어떻게 바뀌는지를 보여준다.

(참고 W. D. 펜즈, S. 엡스타인, 1967)

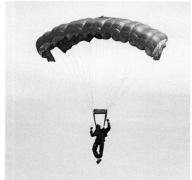

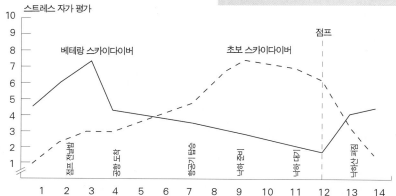

## 이중 평가의 모형

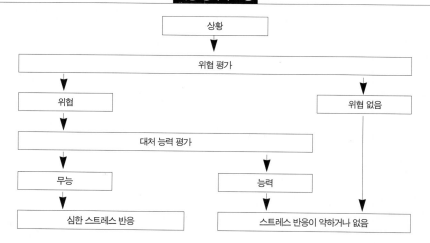

(참고 R. S. 라차루스, 1966)

예를 들어, 어떤 승객이 요금도 내지 않고 타는 경우, 이미 스트레스가 쌓인 상태에 있던 운전사는 "딴생각 하다가 잊어버렸나 보군"이라고 생각하기보다는 "성질 돋구려고 일부러 그런 게 아냐?"라고 생각한다. 또한 승객의 태도가 거칠면 "우리를 무시한다"라고 여긴다는 것이다. 주위에 대한 이런 '비뚤어진' 해석은 스트레스 반응의 일부이지만, 이런 반응은 지속되고 심화되는 경향이 있다.

**주관적 차원의 연구**

스트레스 반응의 주관적 성격에 대해서는 수많은 연구가 있어왔다. 이에 관한 고전적 연구는 스카이다이버들이 느끼는 스트레스와 불안에 관한 것으로 이에 따르면, 극한 불안감을 느끼는 경우는 초보와 베테랑 간에 많은 차이를 보였다. '신참'은 점프하기 직전에 제일 심한 스트레스를 보이는 반면, '고참'들은 점프하는 날 아침(조바심)과 착륙 직전(실제로 바로 이 순간이 위험하다는 것을 알기 때문)에 가장 큰 스트레스를 느끼고 있었다. 같은 상황에서 두 개의 스트레스의 곡선은 정반대의 양상을 보였다.

## ✚ 이중 평가

스트레스의 원인에 대한 당사자의 주관적 평가는 매우 중요하다. '이중 평가'로 불리는 이 이론에 따르면, 일정한 스트레스의 원인에 놓인 대부분의 사람들은 무의식적으로 아주 빠른 시간 내에 이 스트레스에 대해 이중 평가를 하게 된다는 것이다.

- 스트레스 원인에 대한 평가: 어떤 위험에 대한 신호인가?
- 자신의 대처 능력에 대한 평가: 이 스트레스의 원인에 적절히 대처하기 위해 당사자는 어떤 대처 능력을 갖고 있는가?

이 이중 평가의 결과에 따라 스트레스 반응이 나타날 수도 그렇지 않을 수도 있다. 예를 들어, 수업중에 선생님의 질문을 받은 학생은, 다음과 같은 두 가지 평가에 의해 다른 스트레스 반응을 보일 것이다.

- 스트레스 원인의 평가: 선생님은 엄격한 분으로 알려졌는가? 질문은 어려운가? 중요한 테스트인가 아니면 그냥 간단한 질문인가?
- 능력의 평가: 학생은 학습 내용을 잘 이해하고 있는가? 평소에 성적은 좋은가?

이 설문지는 개개인이 가지고 있는 스트레스에 대한 생각을 알아보기 위한 것이다. 지난 한 달 동안 일어났던 일들을 생각하면서 적절한 곳에 표시하라. 질문을 보는 즉시 표시하는 것이 좋다. (참고. S. 코언, C. M. 윌리엄슨, 1988)

| | 전혀 없음 | 거의 없음 | 가끔 | 상당히 자주 | 자주 |
|---|---|---|---|---|---|
| | 1 | 2 | 3 | 4 | 5 |
| 1. 예기치 않은 일로 귀찮았는가? | ☐ | ☐ | ☐ | ☐ | ☐ |
| 2. 생활의 중요한 일들을 통제하기가 힘든 것 같았는가? | ☐ | ☐ | ☐ | ☐ | ☐ |
| 3. 신경이 곤두서거나 스트레스를 받는다고 느꼈나? | ☐ | ☐ | ☐ | ☐ | ☐ |
| 4. 일상의 작은 문제와 따분함에 성공적으로 대처했나? | ☐ | ☐ | ☐ | ☐ | ☐ |
| 5. 당신의 생활에 일어난 중요한 변화에 효과적으로 대처했다고 느꼈나? | ☐ | ☐ | ☐ | ☐ | ☐ |
| 6. 당신의 개인적인 일들을 처리하는 능력에 자신감을 갖고 있다고 느꼈나? | ☐ | ☐ | ☐ | ☐ | ☐ |
| 7. 당신이 원하던 대로 일들이 진행되었나? | ☐ | ☐ | ☐ | ☐ | ☐ |
| 8. 당신이 해야 하는 모든 일들을 책임질 수 없다고 생각했나? | ☐ | ☐ | ☐ | ☐ | ☐ |
| 9. 당신의 신경질을 참을 수 있었나? | ☐ | ☐ | ☐ | ☐ | ☐ |
| 10. 당신이 상황을 이끈다고 느꼈나? | ☐ | ☐ | ☐ | ☐ | ☐ |
| 11. 당신의 처리 능력을 넘어서는 일들 때문에 화가 난 적이 있었나? | ☐ | ☐ | ☐ | ☐ | ☐ |
| 12. 당신이 해결해야 하는 일들 때문에 놀란 적이 있었나? | ☐ | ☐ | ☐ | ☐ | ☐ |
| 13. 당신의 시간을 잘 조절해서 보낼 수 있었나? | ☐ | ☐ | ☐ | ☐ | ☐ |
| 14. 힘든 일이 많아서 제대로 조절할 수 없었나? | ☐ | ☐ | ☐ | ☐ | ☐ |

(48쪽 참조)

두 번째 평가가 첫 번째 평가에 영향을 끼친다는 점에 주의해야 한다.

## ✚ 통제의 심리와 스트레스의 감지

몇몇 연구에 따르면, 스트레스와 주위 환경에 대한 통제 또는 통제의 느낌 사이에는 일정한 관계가 있다는 사실이 확인되었다.

### 동물의 통제

다음의 실험 장치를 상상하라(48쪽의 그림과 설명 참고). 실험실에 두 마리의 쥐를 두 개의 인접한 상자에 놓았다. 상자의 바닥은 순간적으로 가볍게 전기가 통할 수 있도록 하였다. 불규칙하게 통하는 전기의 방전 때문에 쥐는 괴로워하는데, 이것이 스트레스의 원인으로 작용한다. 방전은 두 개의 상자에 같은 순간에 같은 강도로 이루어진다.

첫 번째 상자에는, 쥐가 회전 장치를 돌리면 전기를 끊을 수 있고, 두 번째 상자의 쥐는 전기 충격이 저절로 멈추거나 옆상자의 쥐가 회전 장치를 돌려서 전기를 끊어주기를 기다리는 수밖에 없다.

이런 상태로 몇 시간이 지나고 나면, 스트레스로 인해 쥐들의 위(胃)에는 궤양이 생긴 것을 보게 된다. 두 마리의 쥐가 정확히 똑같은 시간 동안 똑같은 횟수로 전기 충격을 받았지만, 그 충격을 통제할 수 있었던 쥐는 그 상황에 어쩔 수 없이 따르기만 했던 쥐보다 궤양이 더 작게 나타났다. 이렇게 동물은 스트레스를 주는 환경의 전부 또는 일부에 대한 통제권이 있을수록 스트레스를 더 적게 받거나 스트레스와 연관된 혼란을 덜 드러내고 있다.

항목 윗부분에 숫자가 있으니 점수의 합계를 낸다. 예를 들어, 2번 문제에 '가끔' 이라는 응답은 3점에 해당한다. 주의! 4, 5, 6, 7, 9, 10, 13 항목은 거꾸로 계산한다. 5번 문제에서 '상당히 자주' 라는 응답은 2점이다.

이 설문의 타당성에 대한 연구는 진행중이므로 몇 점을 정상적인 상태라고 규정하기는 어렵다. 다만 최고점인 70점에 가까울수록 스트레스가 많다고 생각해야 할 것이다!

## 스트레스와 환경의 통제

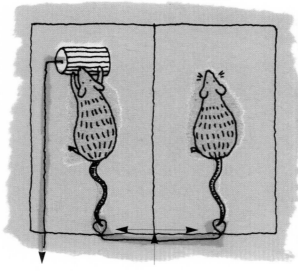

조절하는 쥐 　　　　 따르는 쥐

충격을 조절하는 방향 　　　　 충격의 원인

'환경을 통제하는' 쥐(1번)는 '상황에 순응하는' 쥐(2번)와 자기 자신을 위해 언제든지 전기충격을 멈출 수 있다. 실험이 끝났을 때, 1번 쥐의 몸에는 2번 쥐의 몸에서 나온 것보다 훨씬 작은 스트레스 궤양이 관찰될 것이다.

다른 연구들에서도 이 실험 결과에 대한 타당성은 입증되었다. 동물은 스트레스를 주는 환경의 전부 또는 일부에 대한 통제력을 가질수록 스트레스를 적게 받거나 스트레스와 연관된 혼란을 적게 보인다.

(참고 J. M. 바이스, 1972)

48

## 주변 상황을 통제하거나 혹은 통제하고 있다는 느낌

다른 차원에서 이 현상을, 인간에 대한 정보의 역할에 적용시켜보는 것도 재미있는 일이 될 것이다. 그런데 여기서 중요한 점은 상황에 대한 통제력 외에도 자기가 그 상황을 통제할 수 있다고 느끼는 데에 있다.

간단한 실험을 통해 이런 사실은 증명된다. 실험에 참가한 지원자들에게 지속적으로 불쾌한 소음이 들리는 곳에서 일을 하도록 한다. 더불어 그들에게 주어진 버튼을 누르면 즉시 그 소리를 멈추게 할 수 있다는 사실을 알려주고, 가능하면 버튼을 사용하지 말아줄 것을 부탁한다.

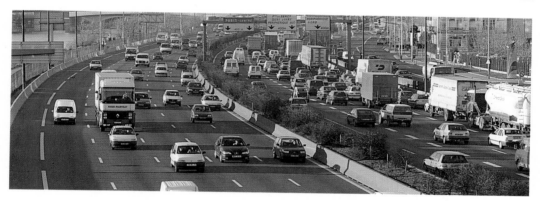

몇 년 전부터 파리 순환고속도로에는 대형 전광판을 이용해서 운전자들에게 운전 구간의 교통 체증 정보를 알려주고 있다. 이 정보는 운전자들에게 미리 상황을 알려줌으로써, 순환도로를 빠져나가거나 아니면 인내심을 발휘하는 등의 상황에 대한 '통제력'을 갖게 하고 이로써 이들이 인식하는 스트레스를 줄이는 데 그 목적이 있다.

최근에는 역이나 공항 등의 교통 시설에 교통 지체의 이유와 상황, 지체 시간 등이 규칙적으로 공지되는 것이 중요한 일로 여겨지고 있다. 정보를 통해 인간은 자신이 상황을 통제할 수 있다는 생각을 가짐으로써 매상황에 적절히 대처할 수 있게 된다.

이렇게 상황을 통제할 수 있을 때, 피험자들은 소음으로부터 오는 스트레스를 줄이고 일의 능률을 향상시켜 소음 없이 일하는 사람들과 비슷한 업무 능률을 보이게 된다. 그러므로 자신이 주변 환경을 통제하거나 혹은 통제할 수 있다고 느끼는 것에서 스트레스의 악영향이 차단될 수 있다.

예를 들어, 길거리에 가로등이 잘 설치되어 있으면, 실제적으로 사고가 줄어들지 않고 있다 하더라도, 보행자들이 더 안전하다는 느낌을 갖는 것은 이미 여러 연구 결과를 통해 입증된 바 있다.

## ✚ 내향자와 외향자

통제 심리에 관한 많은 연구를 통해 우리는 개개인에 따라 내향성과 외향성이라는 2가지 유형의 심리적 경향이 있음을 알 수 있었다.

### 내향성

어떤 사람이 삶에서 자신에게 일어나는 일이 자신과 자신의 노력 그리고 마음가짐에 달렸다고 생각한다면, 그 사람은 내향적 성향을 지녔다고 할 수 있다. 이런 성향의 사람들은 성공과 실패 모두 스스로의 노력에 달렸다고 여긴다. 이들은 "원하면 할 수 있다"라고 생각한다.

---

**주변 상황을 통제할 수 있는 장점에 대하여**

포유동물은 자신의 주변 환경을 조절함으로써, 주변에 대한 감성적 반응을 줄일 수 있다. 실험실에서 두 생쥐를 비교해보았다. 한 쥐는 물과 먹이 그리고 조명 조절이 가능한 손잡이가 달린 상자에서 키웠고, 다른 생쥐는 똑같은 여건이 갖춰져 있되 조절 기능이 없는 상자에서 키웠다. 그리고 두 달 뒤에 생쥐들을 새로운 환경에 옮겨놓았다. 그러자 환경에 능동적인 역할을 하던 생쥐는 수동적인 생쥐보다 스트레스를 적게 받았다. 능동적 성향의 생쥐는 새 환경을 더 잘 활용했고, 똥을 싸는 횟수도 상대적으로 적었다. 이것은 생쥐가 정서적으로 안정되었다는 표시다.

(참고 J. 조프, R. 로슨, J. 멀릭, 1973)

### 외향성

반대로 '외향적 성향을 지닌 사람'들은 그들의 의지와는 상관없이 모든 일이 외부적 환경에 의해 좌우된다고 생각한다. 그러므로 상황을 바꾸려는 그들의 노력은 불필요하다는 생각을 가지고 있다. 이들은 흔히 이렇게 말하곤 한다. "나는 운이 없어", "아무것도 확실한 것이 없어."

### 미묘한 분포

이 두 가지 성향이 칼로 자른 듯 분명하게 구분되는 것은 아니다. 보통 사람들의 성향은 이 두 가지 극단의 가운데에 분포해 있지만 이런 식의 구분은 충분히 그럴 만한 가치를 가진다. 여러 연구에 따르면, 내향적인 사람들이 외향적인 사람들보다 스트레스에 덜 민감하며 스트레스를 받는 상황에서 보다 더 상황에 맞는 행동을 보인다. 실제로 스트레스 상황에서 내향자들은 외향자들보다 훨씬 더 높은 수준의 잠재적 통제력을 보인다. 그러므로 상황에 더 적극적으로 대처한다.

### 스트레스 지각

이렇게 스트레스에 대한 통제 환경의 연구는 '스트레스 지각'이라는 개념에 그 초점이 모아지고 있다. 사실, 스트레스에서 가장 중요한 것은 그 원인뿐만 아니라 당사자가 상황에 부여하는 중요성이다. 이런 관점에서 보면 스트레스의 정의도 약간 수정될 것이다. 스트레스는 극복하기 힘든 상황에 놓인 개인을 사로잡는 일체의 무력감과 불편한 느낌을 뜻한다고 할 수 있을 것이다.

# 스트레스와 질병

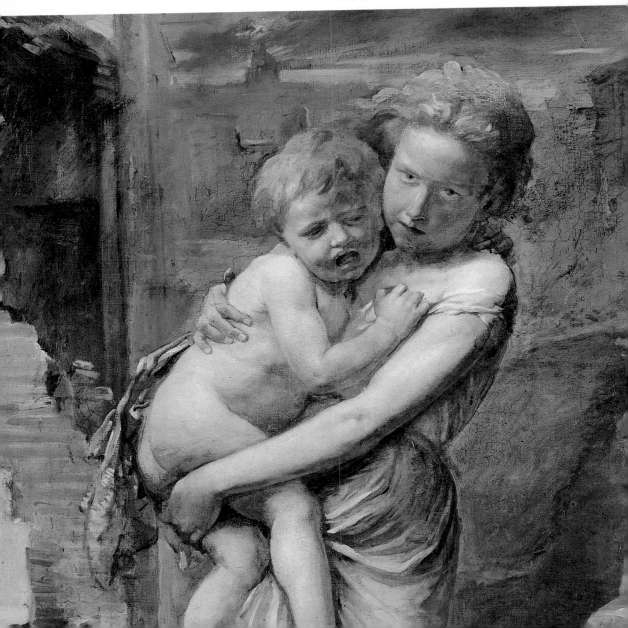

스트레스는 질병이 아니라 신체의 중요한 기능 중 하나로, 제한된 환경에서 신체가 적응하는 데 필요한 요소이다. 하지만, 좋은 약도 정도가 지나치면 몸에 해롭듯이, 너무 강하고 오래 지속되며 주기적으로 발생하는 스트레스 반응은 건강에 좋지 않은 영향을 줄 수 있다. 스트레스와 질병 간의 이 연관 관계는 오랜 세월 동안 연구의 대상이 되고 있다.

스트레스가 질병을 일으키는 유일한 원인이라고 말할 수는 없다. 그러나 스트레스는 약한 체질을 가진 사람에게는 신체적·정신적으로 여러 질병을 유발하거나 기존의 병을 키우는 데 위험 요소로 작용하고 있다. 그러나 스트레스와 질병 사이의 극도로 복잡한 메커니즘은 아직까지 완전히 밝혀지지 않은 상태이다.

## 스트레스와 심장혈관 질환

스트레스가 몇몇 심장혈관 질환, 그중 특히 관상동맥 장애와 고혈압을 유발하는 요인으로 작용하는지를 밝히기 위해 많은 연구가 있어왔다.

### ✛ 관상동맥 장애

1950년대 말경 두 명의 미국 출신 심장병 전문의인 프리드먼과 로즌먼은 관상동맥 질환을 앓는 환자의 상당수가, 그들이 A유형의 행동 도식 또는 SCTA라고 명명한 특징적인 행동 양식을 보인다는 사실을 발견했다. 이 A유형의 사람들은, 시간이 부족하다고 생각하면서 인내심 없고 조급한 행동을 보일 뿐만 아니라, 경쟁력이나 사회적 야심과 같은 투쟁적 태도, 그리고 분노나 공격성과 같이 타인과 불협화음을 내는 행동상의 특징을 보였다.

이 감정-행동 군##은 주위의 스트레스 원인에 대해 특별하게 반응하는 한 유형에 속했다. 많은 연구를 통해 심장혈관 병리 현상에 관한 SCTA의 영향을 관찰했다.

서로 반대되는 행동 양식이 적혀 있는 14개의 문항을 읽고, 각 24개의 빈칸 중 당신의 행동 양식에 적당하다고 생각하는 칸에 표시를 하시오.

1. 나는 약속 시간에 절대로 늦지 않기 위해 최선을 다한다. / 나는 약속 시간을 지키는 것에 크게 신경쓰지 않는다.

2. 나는 사소한 일에는 경쟁하지 않는 편이다. / 나는 모든 상황에서 승부욕을 가지는 편이다.

3. 나는 다른 사람이 자기 얘기를 끝낼 때까지 기다리지 않는 편이다. 일단 고개를 끄덕이다가, 재빨리 상대방의 말을 끊은 후 상대의 말을 요약해서 얘기해버린다. / 나는 훌륭한 청중이다. 상대가 아무리 장황하게 얘기를 하더라도 끝까지 들어준다.

4. 나는 항상 바쁘다. 언제나 시간이 모자란다는 느낌이다. / 나는 주변 상황이 아무리 긴급해도 절대 서두르지 않는다.

5. 나는 인내심 있게 기다릴 줄 안다. / 나는 기다리는 걸 잘 참지 못한다.

6. 나는 목표를 달성하기 위해 최선을 다한다. 맡은 일에 끝까지 노력한다. / 나는 되는 대로 일한다. 별로 걱정하지 않는다.

7. 나는 한번에 한 가지 일을 하며, 다른 일을 시작하려 면 먼젓번 일을 끝내야 한다. 그리고 오직 지금 하는 일에만 집중한다. / 나는 항상 여러 가지 일을 한꺼번에 하며, 다음 할 일을 생각한다.

8. 나는 말을 할 때 힘차고 단호하다(내가 하는 말을 강조하기 위해 주먹으로 책상을 칠 수도 있다). / 나는 느리고 침착하며 말을 할 때는 앞뒤를 재고 얘기한다.

9. 나는 내 장점이 다른 사람들에게 인정받기를 원한다. / 나는 다른 사람이 뭐라 생각하든 내 만족이 제일 중요하다.

10. 나는 모든 것을 빨리 해치운다. / 나는 침착하고 느긋하게 일을 처리한다.

11. 나는 모든 것을 침착하게 받아들이고, 걱정하지 않는다. / 나는 모든 것을 힘들게 생각하고 일을 끌고 나간다.

12. 나는 내 감정 상태에 대해 침착하고 솔직하게 의사 표시를 한다. / 내 감정이나 분노에 대해 과장되게 표현한다.

13. 나는 업무 외에도 관심거리가 많다. / 나는 업무 외에는 아무런 관심도 없다.

14. 나는 내 일이나 상황에 만족한다. / 나는 야심이 있고, 사회적 지위가 더 나아지기를 바란다.

(58쪽의 점수 매기기를 참조할 것)

## A유형의 행동

A유형의 행동에 대한 평가는 다양한 방법으로 이루어진다. 가장 간단하고 널리 이용되는 설문지는 보트너의 자가 설문지인데, 이 평가를 통해 다섯 가지 유형이 쉽게 구분되고 있다. 좀더 복잡하면서도 정교한 평가 방법은 환자와의 대화와 구두 또는 비구두 반응을 체계화하고 기록해서 세밀하게 분석한 자료를 합한 것이다.

## A유형과 심장혈관 발병의 관계에 관한 연구

가장 오래되고 중요한 연구로 알려진 WCGS(Western Collaborative Group Study)는 건강 상태가 양호한 약 3천 5백 명의 사람들을 대상으로 무려 8년 반 동안 연구한 결과물이다. 이 연구 결과에 따르면 A유형의 사람들은 그들과 행동상 정반대의 특성(행동이 급하지 않고, 상대에 대해 적대적이지 않으며, 시간에 쫓기지 않음)을 지닌 B유형의 사람들보다 2배나 높은 관상동맥 이상 증세를 나타냈다.

이 연구는 심장의학뿐 아니라, 정신신체의학에 대단한 반향을 불러일으켰다. 신체와 정신 간의 관계에 대한 논의들이 거의 수십 년에 걸쳐 이루어진 후에야 비로소 엄격한 방법론에 입각한 연구가 정립된 것이다. 이로써 개개인의 심리적 특징을 통해 차후에 발생할 신체 병리 증상을 미리 알 수 있게 되었다.

## A유형 사람들의 아테롬경화증

80년대에는 약 1백여 개에 이르는 연구들이 SCTA와 관상동맥의 병리 증상, 다시 말해 아테롬경화증 간의 관련 여부를 알아보는 데 초점이 모아졌다. 이 병은 혈관 내벽에 기름이 끼는 증상을 보인다.

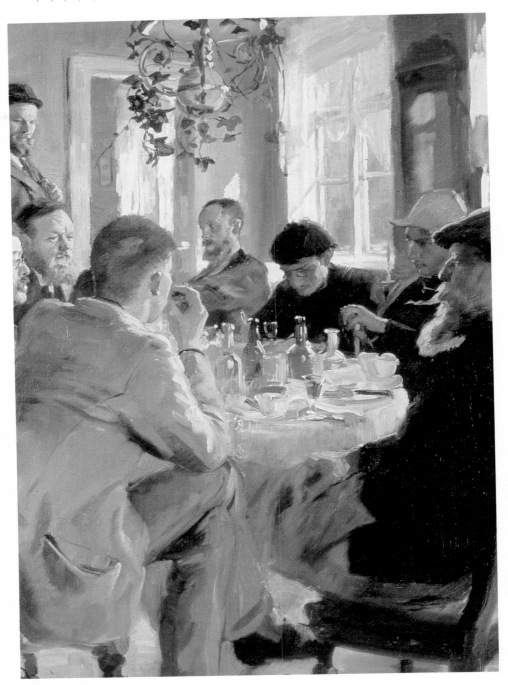

〈스칸디나비아 화가들의 점심 식사〉, 크로이어, 1883.
스카겐, 스카겐박물관

## 사회적 유대 관계의 결핍

타인들과의 관계에서 감정적 버팀목이 되어줄 이야기
상대의 부재는 사망률과 깊은 관계가 있다.

〈화가들의 초상〉, A. 제라시모프, 1944.
모스크바, 트레치아코프 갤러리

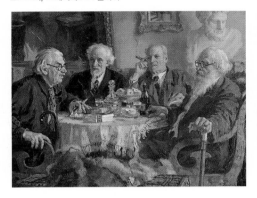

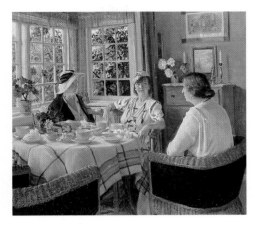

〈차(茶)〉, 오귀스트 헤르닝, 20세기.
런던, 크리스티스

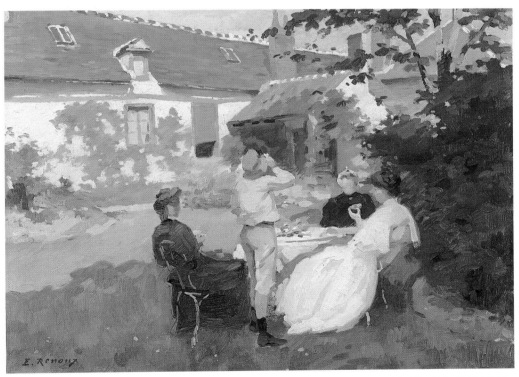

〈차 마시는 시간〉, 에르네스트 르누.
파리, 개인 소장

관상동맥 촬영사진으로 보이는 아테롬경색증은 B유형의 환자보다는 A유형의 환자에게서 더 많이 발견되었다.

그럼에도 WCGS만큼 엄격한 방법론에 입각한 연구가 이루어져 A유형의 개념과 그것의 유해성에 대해 재검토해야 할 필요가 있다. '다위험 인자 개입 시험(Multiple Risk Factor Intervention Trial, MRFIT)'은 심리적 측면에서 측정된 관상동맥 위험의 여러 요소를 가진 건강한 사람 3천 명을 대상으로 7년에 걸쳐 행해진 연구이다. 이 연구 결과에 따르면, 특별히 B유형의 사람보다 A유형의 사람에게서 더 많은 관상동맥 사고가 발생하는 것은 아니라고 결론내리고 있다.

### A유형의 사람에게 있어 호전적 감정이 가지는 역할

SCTA의 모든 요소들이 예상하는 것만큼 심장에 해롭지는 않을 것이라는 가정이 나왔다. A유형 사람의 건강에 호전적인 감정이 심장 혈관에 나쁜 핵심적인 요소인 것 같았다.

**보트너의 자가 설문지 점수 매기기**

7개의 '직접' 항목(2, 5, 7, 11, 12, 13, 14)으로 얻은 점수는 아래 칸에 표기된 항목에 따라 정해진다.

1 2 3 4 5 6 7 8 9 10 11 12 13 14 15 16 17 18 19 20 21 22 23 24
□ □ □ □ □ □ □ □ □ □ □ □ □ □ □ □ □ □ □ □ □ □ □ □

7개의 '간접' 항목(1, 3, 4, 6, 8, 9, 10)으로 얻은 점수는 아래 칸에 표기된 항목에 따라 정해진다.

24 23 22 21 20 19 18 17 16 15 14 13 12 11 10 9 8 7 6 5 4 3 2 1
□ □ □ □ □ □ □ □ □ □ □ □ □ □ □ □ □ □ □ □ □ □ □ □

그런 다음, 14개 점수의 합을 14로 나누면 자가 설문지의 점수(1과 24 사이)에 해당하는 평균점수를 얻는다.

**유형 정의**

**A1유형**

20과 24 사이에 해당하는 점수

- 거의 모든 행동이 A유형에 속함

**A2유형**

15와 20 사이에 해당하는 점수

- 다수의 행동이 A유형에 속함

**AB유형**

11과 15 사이에 해당하는 점수

- A유형과 B유형의 행동이 뒤섞임

**B4유형**

6과 11 사이에 해당하는 점수

- 다수의 행동이 B유형에 속함

**B5유형**

1과 6 사이에 해당하는 점수

- 거의 대부분의 행동이 B유형에 속함

스트레스는
특이한 질병을
유발할까

따라서 MRFIT 연구는 연구 대상자의 호전성에 중점을 두고 있는데, 피험자에게서 나타나는 이 심리적 경향을 통해 이들의 관상동맥 발병 가능성을 측정할 수 있었다. 50년대 말 시카고의 한 회사에 근무하는 1천 8백 명의 직원과 노스캐롤라이나 대학에 재학중인 250명의 학생을 대상으로 실시된 두 번의 조사에서는, 설문지를 통해 조사 대상자의 성격을 묻는 실험이 있었다. 이 설문지는 무엇보다 이들이 가진 호전성에 대해 관찰했다.

25년이 지난 후 이들을 다시 조사한 결과, 호전성에서 높은 점수가 매겨진 시카고의 직원들이 평균보다 1.5배나 더 많은 관상동맥 질병 발병률과 사망률을 보였다. 그리고 호전성에서 가장 높은 점수를 얻었던 노스캐롤라이나 대학생들은, 낮은 호전성을 가진 학생들에 비해 4~5배 높은 심장혈관 질병과 7배 높은 사망률을 보였다. 아테롬 손상 정도와 성격의 호전성을 비교하는 연구도 같은 결론을 보여주고 있다.

오늘날, A유형 사람에게는 시간에 대한 강박 관념과 호전성이 관상동맥 발병의 주된 요인으로 인식되고 있다.

### 호전적 성향과 사회적 유대의 결핍

A유형의 행동과 호전적 성향이 관상동맥증의 발병과 진행에 있어 스트레스가 미치는 영향을 완전히 설명하는 것은 아니다. 다른 요인들 특히 사회적 유대가 결핍될 경우, 관상동맥증을 앓고 있는 사람은 스트레스의 영향을 더 크게 받을 수 있다. 이런 맥락에서 사회적 접촉이 적은 사람일수록 일찍 죽을 위험이 높다.

또한, 타인들과의 관계에서 느끼는 만족도가 적으면, 질병이 생길 가능성이 더 높다. 마지막으로, 정서적인 버팀목이 될 수 있는 친한 친구가 없을 경우 치사율이 높은 것으로 추측된다. 1천 3백 명을 대상으로 한 연구에서 친구가 없는 독신들을 15년 동안 추적, 연구한 결과 50퍼센트가 사망한 것으로 나타났는데, 이는 절친한 친구들이 다수 있는 기혼자들이 17퍼센트 사망한 것과 대조를 이룬다.

비록 심장혈관 병리 증세에 있어 A유형 행동이 끼치는 영향에 관해 서로 대립되는 의견이 사라진 것은 아니지만, 스트레스 관리의 원칙에서 크게 발전한 후,

점차 체계화되고 전문화된 임상진료가 15여 년 전부터 A유형의 행동을 대상으로 삼고 있다.

## ✚ 고혈압

어떤 사람들에게 스트레스 반응은, 맥박이 빨라지고 혈압이 올라가는 특징을 보인다는 발표가 여러 학자들에 의해 제기된 이후, 특히 신경과 호르몬 계통의 활동에 주목해야 한다는 의견이 제기되었다.

### 연쇄 반응

스트레스 상황에서는 일반적인 경우보다 심장과 혈관의 활동이 활발해지고, 이로 인해 체내에서 아드레날린이 분비되는 정도가 높아진다. 이러한 호르몬의 과도한

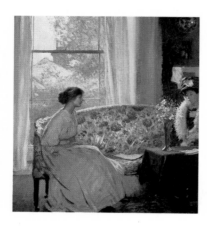

사회적 유대가 없으면 스트레스의 악영향이 커지고 질병이 발생할 위험이 높다.

〈방문〉, 조르주 클로젠
개인 소장

---

### A유형 행동의 특징

시간에 대한 강박증: 한정된 시간에 최대한의 것을 하려 함

· 조급함

· 행동의 신속함

· 동시에 여러 가지 활동을 함

타인들과의 대립: 영원한 투쟁

· 강한 야심

· 경쟁심

· 호전적 정서

적극적 행동 유형: 일벌레

· 행동에 몰입함

· 정력적 활동

· 일에 매달림

이상에서 봤을 때, 심장혈액 기관에 가장 유해한 요소는 호전성인 것으로 예측된다.

주입은 혈압 상승을 유도하는 베타-아드레날린의 교감신경계를 조절하기 위한 일련의 연속적인 반응을 초래한다. 따라서 짧은 시간에 과도한 스트레스 반응이 반복되면 고혈압 증세로 발전될 수도 있다. 많은 연구 결과에서 스트레스에 대한 심장 혈관의 과도한 반응이 이후 고혈압으로 발전될 수 있음을 경고하고 있다.

### 심장과 혈관의 활동과 고혈압 체질

혈압 수치가 정상 범위에 있는 청소년을 대상으로 행한 연구에서, 암산을 하면서 나타나는 강한 스트레스 반응이 5년 안에 고혈압으로 이어질 가능성이 있는 것으로 나타났다. 마찬가지로, 10세에서 15세의 청소년을 대상으로 실험한 연구 결과에서는 어릴 때 심장과 혈관의 강한 스트레스 반응을 보인 경우, 성장한 후 더 높은 혈압 수치를 보이는 것으로 나타났다.

## 스트레스와 면역 그리고 암

스트레스 반응의 메커니즘에 관한 연구는, 스트레스가 면역 체계에 미치는 영향을 입증하는 방향으로 모아지고 있다. 면역 체계의 고장은 암의 발병 원인이 될 수 있는데, 스트레스가 암과 연관이 있는 것은 바로 이 면역 체계를 손상시키기 때문이다.

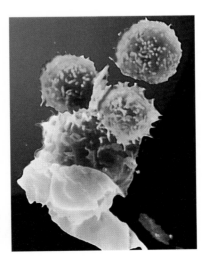

몇몇 림프구들은 저격수라고 불린다. 스스로 암세포를 파괴할 수 있기 때문이다. 여기에 저격수 림프구인 세 개의 붉은 덩어리가 암세포를 포위하고 있다.

## ✛ 면역 체계의 손상

스트레스의 영향 때문에 신체의 면역 체계가 약화될 수 있다는 것은 오래전부터 알려진 사실이다. 여러 가지 일로 스트레스를 장기간 받게 되면, 감기와 같은 감염성 질병에 노출될 확률이 높아진다.

### 동물의 면역 반응

이 분야에 대한 연구는 벌써 15여 년 전부터 신경-심리-면역학에서 체계적으로 연구되어 왔다. 그리고 동물이 스스로 제어하지 못하는 환경에서 심한 스트레스를 유발하는 전기 충격을 받는 경우, 몸의 면역 활동에 중요한 역할을 하는 T림프구의 생성이 현저히 줄어드는 것을 볼 수 있었다.

반면 전기 충격의 횟수나 시작 시간에 대해 미리 인지하고 있는 동물들은, 같은 환경에 놓여 있더라도 전기 충격을 받지 않은 동물과 별다른 면역 반응의 차이를 보이지 않은 것으로 나타났다.

### 급성 또는 만성 스트레스와 면역 방어

많은 학자들은 사람의 경우 여러 가지 스트레스 원인이 개인의 면역 방어에 미치는 영향에 관해 연구했다. 그리고 급성 스트레스 요인에 관한 연구에서, 시험 기간에 있는 의대생들의 면역 방어 능력이 현저히 떨어진다는 사실을 알아냈다.

더불어 만성적인 스트레스 요인들도 면역 기능에 영향을 주는 것으로 보인다. 알츠하이머병에 걸린 부친을 간호하는 사람들을 표본 대상으로 하여 일 년 이상 연구한 결과, 이들에게 면역의 여러 가지 생리적 요소들이 줄어들 뿐만 아니라, 질병 특히 이비인후염의 발병률이 높아진다는 사실을 알아냈다.

비슷한 경우로, 배우자의 죽음을 경험한 다수의 사람들에게서 면역 반응은 비정상적 형태로 드러난다. 그러나 이 결과는 좀더 신중하게 평가할 필요가 있다. 이들에게 나타난 면역 기능의 훼손은 스트레스 원인 그 자체에서 비롯됐다기보다는 음식의 섭취나 신체 활동상의 변화, 또는 약이나 술, 흡연과 같은 간접적 요인에서 비롯될 가능성이 있기 때문이다.

## 스트레스와 후천성면역결핍증

세간에 널리 알려진 면역 체계의 질병으로 그 결과가 가장 치명적인 후천성면역결핍증과 스트레스 사이의 연관 관계에 대해서는 현재 많은 연구가 진행중이다. 잘 알려진 바와 같이, 이 병은 원인 바이러스(HIV)에 의한 감염과 발병 사이의 기간이 매우 다양해 5년에서 15년에 이른다. 따라서 일상의 여러 사건들이 면역력을 잃는 과정에서 그것을 가속화시킨다든가 혹은 지체시키는 데 영향을 미칠 수 있다는 가정은 가능하다.

생물학적인 연구는 이와 상반된다. 몇몇 사례에서 보면, HIV 양성 반응이면서 에이즈 증세를 보이지 않는 남자 동성연애자의 경우, 스트레스가 생길 때 전형적으로 수치가 올라가는 물질인 프롤락틴 즉 뇌하수체 전엽의 최유催乳호르몬의 수치가 현저하게 올라가는 것을 볼 수 있었다. 하지만, 다른 연구에 의해 이 결과는 확인되지 못했으며, 스트레스와 후천성면역결핍증 간의 연관 관계에 관한 연구 결과는 아직 불충분한 상태에 있다.

그럼에도 이런 과정 속에서 에이즈 양성 반응 환자의 스트레스 문제에 관한 치료 개발이 촉진된 것은 사실이다. 한 연구에 따르면, 에어로빅과 같은 운동을 포함하는 스트레스 관리 프로그램을 HIV 바이러스 감염 환자에게 실시한 결과 그의 몸에서 T림프구의 수치가 다시 높아지는 현상을 확인할 수 있었다.

그런데, 이 분야의 여러 연구들에서 나온 결론이 아직은 미흡한 수준이라는 것을 인정해야 한다. 특히, 환자의 면역 반응에서 보여지는 긍정적이지만 미미한 변화가 결론적으로 그들의 생존률을 높일지는 아직 입증되지 않은 실정이다. 그럼에도 불구하고, 점차 더 좋아지고 있는 항생제 투여와 병행하여, 에이즈 발병에 스트레스가 끼치는 영향이 충분히 고려된다면, 에이즈 양성 반응 환자의 면역 기능을 회복시키는 데 희소식이 될 수 있을 것이다.

## ✚ 암

암의 경우 환자의 마음가짐에 따라 스트레스가 병증의 심화에 무시할 수 없는 역할을 한다는 것은 이미 알려진 사실이다. 하지만 유의해야 할 점은, 이미 확인된 암의 종류가 십수 개에 달하고, 신체의 각기 다른 기관에서 각기 다른 형태로 드러나는 이 암 질환은 그 원인 또한 같지 않으므로 여기에 부합하는 스트레스의 역할 또한 매우 다를 수 있다는 것이다.

### 연구의 세 가지 방향

암의 발병 과정은 여전히 명확하게 확인되고 있지는 않지만, 면역 체계가 생체조직에 침입하는 암 세포를 더 이상 감당할 수 없게 되는 경우, 오히려 암이 발병하는 데 더 도움을 주는 것으로 보인다. 따라서 스트레스가 부분적으로 암의 발병에 원인이 될 수 있다는 것은, 면역 기능을 훼손시키는 방식으로 이루어지고 있다는 의미이기도 하다. 오늘날, 암 발병에 대한 스트레스의 역할에 관한 연구는 3가지 방향으로 진행되고 있다. 첫째는, 암 발병의 초기 단계에서 일정 역할을 하는 스트레스에 관한 연구이고, 두 번째는 암의 발병이 더 용이하게 이루어지는 특별한 성격 유형을 밝히는 작업이며, 세 번째는 암 환자가 그들의 질병을 '관리' 하는 방식에 관한 분석이다.

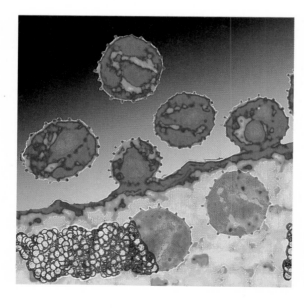

한 연구에 의하면, 에어로빅을 포함한 스트레스 관리 프로그램을 실시한 결과, HIV 보균자의 몸에서 T림프구의 수치가 다시 높아진 것을 볼 수 있었다.

## 암의 원인이 되는 스트레스 요인

암에 걸린 어린이 25명의 부모들과 건강한 어린이 25명의 부모들을 연구한 결과, 암이 발병되기 전 해에 암에 걸린 아이의 가정에서는 일반 가정보다 훨씬 강도 높은 스트레스가 있었다는 사실이 확인되었다.

또 다른 연구에서는, 유방 소결절의 발암 여부를 확인하기 위해 생체 조직 검사를 받은 여성들을 대상으로 이루어졌으며, 최근 2년 동안 겪었던 일상의 여러 가지 일들을 설문지를 통해서 조사하였다. 물론 조직 검사 결과를 알기 전에 실시된 것이다. 결과는 암에 걸린 여성이 건강한 여성이나 사소한 문제만을 경험한 여성에 비해, 검사를 받기 전 2년의 기간 동안 훨씬 더 많은 스트레스를 받은 것으로 나타났다.

더불어 한 집단의 여성들을 5년 동안 추적 연구한 결과, 이 기간 동안 암에 걸린 여성들은 사소한 종양이 생긴 여성들에 비해, 친척의 죽음이나 직업의 불안정 등 스트레스 상황을 훨씬 더 많이 겪은 사실이 확인되었다. 이러한 연구들은 다시 확인되어야 하겠지만, 결국 생활 속에서 스트레스를 주는 사건들과 암 발병 간의 상관 관계를 잘 보여주고 있다.

## C유형의 성격

연구자들은 암 증세를 일으키기 쉬운 성격의 여러 특징들을 살펴보았다. 그리고 C유형이라는 명칭으로 이 유형의 성격적 특성을 정리했다.

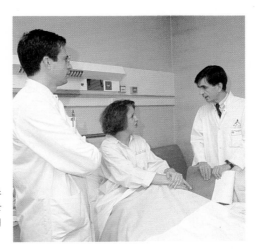

유방 소결절의 발암 여부를 확인하기 위해 생체 조직 검사를 받은 여성들을 대상으로, 최근 2년 동안에 겪었던 일상의 여러 일들에 관해 설문지를 통해서 조사하였다.

실제로 암이 발병하기 쉬운 성격은, 쉽게 의기소침하거나 절망하고, 자기 감정을 밖으로 드러내지 않는 유형으로 나타났다. 특히, 부정적인 감정 상태를 떨쳐버리지 않으려는 경향이 있고, 상황에 수동적으로 끌려가는 행동 양태를 보여주고 있다.

유고의 어느 도시 주민들을 대상으로, 심리 상태와 흡연 유무를 통해 암의 발병률을 확인하는 연구가 있었다. 초기 조사 후 10년 뒤에 이 주민들을 다시 조사한 결과 '합리적 성향'과 '반정서적 성향'이라는 두 가지 평가 항목의 점수가 높게 나온 경우, 암의 발병률이 매우 높은 것으로 나타났다. 실제로 10년의 공백 기간 동안 사망한 166명 중, 153명이 이 항목에 매우 높은 점수를 받은 것으로 나타났다.

이 연구자들은 또한 C유형에 속하는 1백 명의 표본 집단을 상대로 심리적 부담과 암의 발병 간의 상관 관계에 대해 조사했다. 10년 뒤에 나온 결과 또한 재미있는 양상을 나타냈다. 자기 감정을 표현하는 데 도움을 받은 50명 중에는 아무도 암 환자가 발생하지 않은 데 반해, 아무런 심리 처치의 도움을 얻지 못한 50명 중에는 15명이 암에 걸린 것으로 나타났다. 또 다른 연구들에서는 결과가 상대적으로 뚜렷하게 드러나지는 않았지만, C유형의 성격과 암 사이의 상관 관계가 기정사실화되었다.

**암 질환에 대한 심리적 태도**

1979년 런던의 한 병원에서 이루어진 연구에서는 유방암에 걸린 여성을 상대로, 유방 절제 수술 후 3개월 동안 보여주는 여러 태도에 관해 분석하고 거기서 네 가지 유형의 반응을 알아냈다:

- 거부 : 환자는 질병과 그것이 초래하는 결과를 거부한다.
- 투병 의지 : 환자는 질병과 싸우려는 각오를 보여준다.
- 의연한 인정 : 환자는 다소 비관적인 자세로 질병을 인정하면서도 생존에 대한 의지를 보인다.
- 무능과 절망 : 환자는 질병에 압도당한다.

이후 5년 후에 살아남은 사람을 분석한 결과, 질병의 결과를 거부하거나 투병 의지를 보인 사람들이 그 상황을 인내하거나 무력감과 절망감을 보인 사람들보다 병이 재발하지 않고 살아남을 확률이 높았다.

그런데 이런 결과를 통해 우리는 후자의 태도를 취하는 사람들에게 우울증 증세가 있는 것이 아닌가라는 문제를 다시 제기하게 된다. 암에 걸린 환자들이 다른 환자들에 비해 심한 우울에 사로잡힌다는 사실은 이미 입증되었다. 그런데, 우울증과 암 사이의 관계는 복잡하다. 우울증이 암의 결과일 수도 있지만 원인일 수도 있기 때문이다.

한 연구에 따르면, 오래전에 우울증 증세를 보인 사람의 경우 이후 암에 걸릴 위험이 2배로 높다는 사실이 드러났다. 암에 걸린 환자의 심리 상태에 관한 연구는 점차 더 많이 이루어지고 있지만, 가끔 그 결과가 상반되는 경우도 있다. 예를 들어, 어떤 유형의 암에 대해 효과적으로 대처할 수 있는 심리적 태도는 다른 유형의 암에 대해서는 아무런 효과가 없거나 심지어는 해로울 수도 있는 것으로 나타났다.

## 스트레스와 '정신신체적' 질병

질병 중 심리적 요인이 그 발병이나 심화에 영향을 미치지 않는 경우는 극히 드물다. 실제로, 몇몇 질병은 스트레스에 매우 민감한 것으로 알려져 있다.

### ✛ 질병의 정의

질병에 대한 정의는 전통적 의학이나 정신신체의학 또는 행동 의학에 따라 각기 다르다. 질병에 대해 제각기 다른 접근을 하려면 다양한 처방 전략이 필요하다. 질병 발생에서 사회 심리학적 요인의 영향을 완벽하게 이해하기 위해서는 스트레스 반응의 특이한 메커니즘과 그것의 모든 요인들에 관한 연구가 먼저 이루어져야 한다.

### 전통의학

질병은 신체의 상해, 악화 또는 생리적 기능 장애로 간주되며, 그 원인은 바이러스와 같은 외부 인자이거나 유전 인자 같은 내부 인자일 수도 있다. 치료 전략은 원인의 제거 또는 교정에 있다.

### 정신신체 의학

질병은 환자의 의식적인 심리적 상태 혹은 갈등의 표현으로 간주된다. 그리고 그 표현은 환자의 문제를 상징하는 신체 기관적 측면에서 드러난다. 치료 전략은 무의식적인 심리 역동 메커니즘에 주의를 기울이는 것이다.

### 행동의학

생리적인 차원에서 질병이란 신체적이고 사회심리적인 환경 요인 그리고 행동, 심리적 태도, 정서 등의 개인적 요인과 항구적인 관계가 있다고 간주된다. 치료 전략은 상호 관련된 모든 요인에 대응하는 것이다.

### ✚ 스트레스 관련 질병

오래전부터 영국 사람들은 정신신체 질병보다는 스트레스 관련 질병이라는 명칭을 선호했다. 부적응증이라는 용어도 점차 자주 쓰이고 있다. 병증이 스트레스 반응인 적응 과정의 '실패'와 밀접한 관계가 있기 때문이다.

| 스트레스와 연관이 있는 중요 질병 |
| --- |

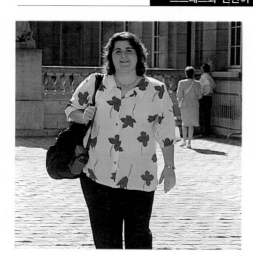

- 기관지 천식
- 위십이지장궤양
- 결장염
- 비만
- 류머티스 관절염
- 요통
- 편두통
- 갑상선 기능 항진
- 생리통
- 만성통증
- 건선(乾癬)
- 레이노병

스트레스는 많은 질병의 발병과 진전에 관계가 있는 것 같다. 하지만 병의 진전에 영향을 미치는 스트레스 작용 외에 다음의 요인들도 질병 상태와 밀접한 관련이 있다.

- 전염 인자 : 예) 위십이지장궤양에 헬리코박터 파일로리라는 균의 역할
- 유전 인자 : 예) 비만이나 천식의 경우
- 환경과 관련된 요인 : 예) 천식과 오염

이런 질병들의 경우, 스트레스는 흔히 다른 발병 요인에 부가된 요소이다. 그리고 스트레스의 관리만으로는 필요한 의학적 치료 또는 위생영양학적인 처방을 대신할 수 없다.

## 스트레스와 심리 장애

보통 개인이 겪는 스트레스 원인은 그 강도가 다를 수 있고, 심리적이고 생리적인 요인에 따라 다소 심한 정신병리적 장애를 초래할 수 있다.

### ✛ 외상성 스트레스

오늘날 외상성外傷性 스트레스는 다음의 두 가지 특징에 의해 정의된다.

- 대상자가, 자신이나 다른 사람의 생명 또는 신체를 위태롭게 하는 위협적인 사건을 한 번 혹은 여러 번에 걸쳐 체험하거나 가까이에서 목격한 경우.

### 스트레스 반응의 내적 메커니즘을 이해하기

신체와 정신의 관계는 의사, 과학자 그리고 환자에게 언제나 많은 궁금증을 유발한다. 갖가지 질병과 이에 대한 이론적 준거를 다룬 문학 작품은 수없이 많다. 프란츠 알렉산더가 이끄는 정신신체 학파는 특정 질병의 원인이 특정 심리 요인의 내부 갈등에서 비롯된다고 말한다. 정신신체학의 가장 든든한 대변인이면서, 가장 완강한 비판자는 바로 정신분석학이다. 이 분야는 과학적 연구가 부족하고 개념 정의가 불분명하기 때문에 다수의 학자들은 이와는 다른 방식으로 신체병리 현상에 대한 심리적 변수의 역할을 설명하고자 한다. 생리적이고 심리적인 구성에 있어 더욱 내밀한 메커니즘을 이해한다면, 새롭게 심리-사회적 요인이 질병 발생에 끼치는 영향을 규명할 수 있을 것이며, '정신신체학의 환상'을 일소하게 될 것이다. 행동 의학과 건강 심리학의 준거가 되는 바로 이 새로운 틀 안에서 엄격한 초석에 기반한 연구가 이루어지게 될 것이다.

• 대상자가 심한 두려움이나 당황 또는 공포의 감정을 가진 경우.

이 정의를 보면, 병을 앓는 당사자 이외에도 그것을 지켜보는 사람 역시 외상성 스트레스를 겪을 수 있다는 사실이 드러난다. 전우들이 죽어가는 장면을 목격한 군인, 재해에서 살아남은 사람, 가까운 사람들에게 폭력을 휘두르는 장면을 지켜본 사람 등을 그 예로 들 수 있다. 전투, 고문, 투옥, 집단 수용, 테러 등 전쟁과 정치에 의한 폭력 이외에도 외상성 스트레스의 원인 목록에는 극단적인 스트레스 요인들이 첨가된다. 지진, 수해, 화재 등의 자연 재해, 항공기, 자동차, 선박 등의 사고, 공격, 인질, 협박, 납치 등의 폭력 행위, 강간과 성희롱 같은 성폭력 등.

오늘날 전문가들은 심각한 부상을 당하지 않은 자동차 사고, 가까운 사람의 사망, 만성 질병 등 흔히 일어나기 쉬운 일상사를 '외상성 스트레스'의 범주에서 제외시키려는 경향을 보이고 있다.

### 외상성 스트레스의 심리적 반응

외상성 스트레스의 상황에서 심리적 반응을 시간에 따라 분류한다.
• 즉각 반응 : 외상성 스트레스와 대면하는 경우
• 급성 반응 : 사건 발생 직후에 일어남
• 지연 반응 : 사건 발생 후 얼마간 시간이 지난 후 일어남
극단의 상황에 직면한 즉각 반응은, 상황에 적응하려는 시도의 극단적인 반응일 뿐 병리적인 반응으로 간주되지 않는다. 하지만 다른 두 가지 유형의 반응은 잘 알려진 두 가지 장애를 일으킬 수 있다.

### 급성 스트레스 상태

이 반응은 충격적 상황을 겪는 동안 혹은 그 이후 수일 이내에 발생하며, 짧게는 이틀에서 길게는 한 달 정도 지속된다. 이 상태를 경험한 사람은 다음과 같은 4가지 유형의 각기 다른 증세를 보인다.

### 분리 증세

본인의 의식, 즉 행동과 현실 상황 사이의 분리를 말한다. 상황에 무디어지고 이탈된 느낌이다. 이런 역설적인 반응은 지금 겪고 있는 상황의 공포에 대한 방어 체계임이 틀림없다. 자신을 둘러싼 세상이 마치 꿈속인 듯 현실처럼 느껴지지 않는 현실 이탈의 느낌. 탈개인의 느낌, 즉 자신이 아니고 다른 사람인 것처럼 느낀다. 사건의 상당 부분에 대해 기억 상실 증세를 보인다. 예를 들어, 지진에서 살아남은 사람은 이렇게 말한다. "나는 다른 사람을 도우려고 했다. 하지만 내가 마치 딴 세상에 있는 느낌이었다. 나는 내가 움직이는 것을 보았다. 나는 무감각한 느낌이었다. 내가 마치 나를 대신하는 다른 사람인 것 같았다."

### 관입

대상자는 깨어 있는 상태에서조차 꿈이나 '플래시백' 의 형태로 충격적인 사건을 다시 겪고 있는 느낌을 받으며, 자신의 의지와는 상관없이 갖가지 기억이 되살아난다. 반복증후군이라고도 불리는 이 관입은 충격 스트레스에서만 볼 수 있는 요소이다. 이는 '동화되지 못한 경험의 반복적인 출현' 이라고 생각할 수 있을 것이다.

### 회피

대상자는 충격을 준 기억이 '되살아날까' 두려워, 충격과 연관된 모든 것을 회피하려고 할 것이다. 사건을 기억나게 하고 고통스런 생각을 불러일으키는 사람, 장소, 심지어는 대화 또는 감정 상태마저도 피할 수 있다. 예를 들어, 땅거미가 질 무렵 주차장에서 강도에게 공격당한 여성은, 사람이 없는 장소를 피하고, 친

---

## 고대부터 현대의 전쟁에 이르기까지: 충격 스트레스

문학 작품들에는 고대부터 전쟁의 충격적인 실상에 대한 이야기들이 많이 있다. 호메로스의 작품에는 아킬레스와 아가멤논의 이야기가 있으며, 헤로도투스의 작품에는 마라톤 전투의 전사들 이야기가 나온다. 하지만 1차 세계대전이 되어서야 비로소 극심한 스트레스에 대한 진정한 임상적 묘사가 등장한다. 그리고 이후 2차 세계대전, 한국전, 월남전, 중동전 등 세계에서 벌어진 수많은 전쟁과 함께 이런 묘사는 수없이 등장한다. 이제 극심한 스트레스에 관한 연구는 심리적 마비 상태의 진행 과정을 밝히는 독립적인 학문 영역으로 자리잡았다.

## ●● 재난 상황

오늘날 외상성 스트레스는, 다음과 같은 두 가지 특징
으로 정의된다.

· 대상자가, 자신이나 다른 사람의 생명 또는 신체를
  위태롭게 하는 위협적인 사건을 한 번 혹은 여러 번
  에 걸쳐 체험하거나 가까이에서 목격한 경우.
· 대상자가 심한 두려움이나 당황 또는 공포의 감정을
  가진 경우.

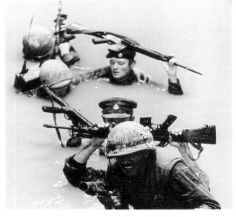

〈글래디에이터〉, 피터 왓킨스, 1969.
카이에 두 시네마 콜렉션

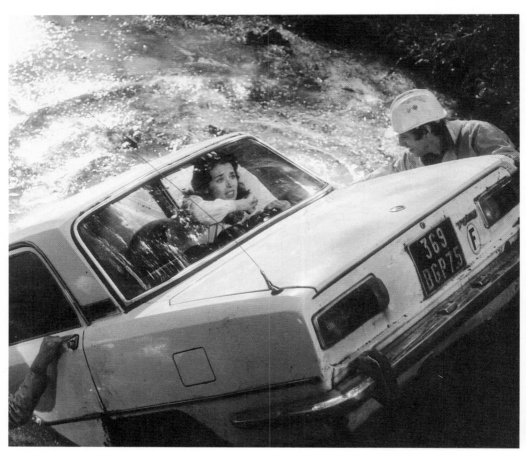

〈불바다〉, J.-P. 라프노, 1981.
카이에 두 시네마 콜렉션

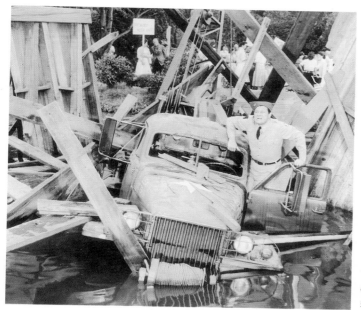

〈불타는 갈색 자동차〉, 레오 맥커레이, 1958.
카이에 두 시네마 콜렉션

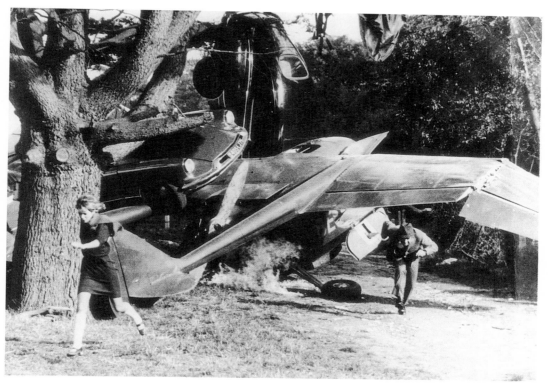

〈주말〉, J.- L. 고다르, 1967.
카이에 두 시네마 콜렉션

구 만나는 일을 꺼리며, 직업상으로 불이익이 된다 하더라도 밤에 밖에 나가는 일을 피하고, 텔레비전에 나오는 사소한 폭력 장면도 참지 못하며, 강간이나 성폭행에 관한 모든 대화를 회피할 것이다. 불행히도 이런 회피증후군에 속하는 경우는, 대상자가 가까운 사람들에게 속마음을 털어놓거나 전문가에게 당시에 받은 충격을 말하는 것이 힘들다.

## 불안과 신경 과민 활동

대상자의 일상 생활에, 심리적 경계 상태, 촉발 상태, 수면 장애, 긴장을 풀기 어려운 상태가 나타난다. 이런 생리적 과민 활동은 대상자가 비슷한 상황, 소음 또는 냄새 등 충격을 준 사건과 연관된 '자극'에 접하면 더욱 뚜렷이 드러난다.

### 외상후 스트레스 장애(PTSD)

이 상태는 급성 스트레스와 비교할 때 다음과 같은 차이가 있다.

- 기간이 한달을 넘는다. PTSD가 3개월 이하이면 급성이며 그 이상이면 만성으로 여겨진다. 충격을 받은 지 6개월이 지난 후에 증상이 나타날 정도로 기간이 지연될 수 있다. 예를 들어, 군대에서 충격적인 사건을 경험한 사람은 겉으로는 그 상황에서 심리적으로 아무런 피해도 받지 않은 것 같지만, 그 후 몇 년이 지나 일상 생활 속에서 사소한 충격을 받을 경우 PTSD를 겪게 될 수 있다.
- 감정적 둔화(예를 들어 사랑의 감정을 느끼기 어려움), 직업상 혹은 대인 관계상 중요한 활동에 대한 무관심, 다른 사람들에 대한 무관심, 미래에 대한 암울한 느낌(결혼을 못하거나 취직을 못하거나 혹은 아이를 갖지 못하리라는 생각) 등이 복합적으로 뒤섞인 증세가 나타난다.

이러한 장애는 제때에 치료하지 않으면 장애 요소가 되고, 사회 적응 불능의 원인이 될 수 있다. PTSD를 겪는 사람들은 보통 사람들보다 술과 마약을 남용하거나 자살할 위험이 크다. 나치 혹은 캄보디아의 집단수용소에서 살아남은 사람들의 경우처럼 생사의 위기를 경험한 사람들의 경우, 성격의 변화를 겪게 된다. 그 특징은 다음과 같다.

- 세상에 대한 지속적인 적대감과 불신감
- 사회적 위축
- 항상 공허와 절망을 느낌
- 뚜렷한 이유 없이 항상 긴장을 느끼고 위협에 시달림
- 변했다고 생각하거나 다른 사람과 자신이 다르다고 느낌

외상후 스트레스 장애(오랫동안 '충격에 의한 신경증'이라는 이름으로 불림)는 오늘날 임상과 정신분석 연구 분야의 지대한 관심을 모으고 있다. 무엇보다도 그 증상이 드러나는 횟수가 상대적으로 많기 때문이다. 예를 들어, 7일 전쟁에 참가한 이스라엘 군인들은 극심한 전투 스트레스 반응에 시달렸는데, 이 중 37퍼센트는 이후 충격 후유증을 보였고, 이 증세는 전쟁이 끝나고 20년이 지난 후에도 그들 중 13퍼센트에게 남아 있었다.

마찬가지로, 강간 피해 여성의 94퍼센트가 이후 2주 동안 외상후 스트레스 장애를 일으켰다. 3개월이 지난 후에도 47퍼센트가 여전히 비슷한 증세를 보였고, 대략 17년이 지난 이후에 시행한 조사에서는 16퍼센트가 여전히 같은 증세를 보였다. 외상후 스트레스 장애는, 그것이 초래하는 엄청난 심리적 고통 외에, 알코올 중독, 향정신성의약과 불법 마약 중독, 우울증, 불안 등 여러 가지 정신 장애와 자살과 같은 사회 문제를 일으키게 된다.

**외상후 스트레스 장애 연구**

외상후 스트레스 장애는 최근 두 가지 방향으로 연구가 전개되고 있다.

### 장애 출현 위험 요인

첫 번째 요인은 충격의 강도이다. 여러 연구 결과에 따르면, 지진이 일어났을 때, 외상후 스트레스 장애의 빈도는 지진의 진앙지에 가까이 있던 사람들에게서 더 높게 나타났다. 또 다른 연구에서는 충격의 객관적인 심각성과 피해자가 외상후 스트레스 장애를 겪을 위험 사이에 밀접한 관련이 있다는 것이 증명되었다.

## 외상후 스트레스 장애의 DSM-4(미국 정신의학회 정신질환 분류 체계) 진단 기준

### 충격

대상자가 다음의 두 가지 특징을 갖는 충격적인 사건에 노출되었을 때.

· 자신이나 다른 사람의 생명 또는 신체의 안전을 위태롭게 하는 위협적인 사건을 한 번 혹은 여러 번에 걸쳐 체험하거나 목격한 경우

· 그리하여, 대상자가 강한 공포감이나 동요 또는 증오를 느낀 경우

### 재현

충격적 사건이 다음 중 적어도 한 가지 특징 속에서 끈질기게 다시 나타난다.

· 고통스런 기억이 반복적이고 성가시게 되살아남(이미지, 생각, 느낌, 어린아이가 되풀이하는 놀이)

· 꿈이 반복되는 경우로, 사건에 관계된 고통스런 느낌을 야기하는 경우(어린 아이가 가끔씩 꾸는 내용 없는 악몽)

· 사건이 다시 반복될 것 같다는 느낌 때문에 나타나는 갑작스런 표정 또는 행동(사건을 다시 겪는 느낌. 환각이나 중독 상태에서 나타나거나 잠에서 깨었을 때 겪는 플래시백 현상을 포함함)

· 충격을 준 사건을 상징하거나 비슷한 요소와 접촉할 때 느끼는 심한 고통

· 충격을 준 사건의 모습을 상징하거나 닮은 요소에 내적·외적으로 노출되었을 때 느끼는 생리적 반사 활동

### 회피

충격을 연상시키는 자극을 회피하려는 끈질긴 경향과 모든 반사 활동의 약화(충격 이전에는 없었던)로서, 다음의 현상 중에 적어도 세 가지에 의해서 증명된다.

· 충격을 연상시키는 생각이나 느낌 또는 대화를 회피하려는 노력

· 충격을 다시 연상시키는 활동, 장소 또는 사람을 회피하려는 노력

· 충격의 중요한 양상을 기억할 수 없음

· 그 주제와 관련된 중요한 활동에 대한 관심 또는 참여의 현저한 감소

· 다른 사람으로부터 분리된 느낌 또는 그들과 소원한 느낌

· 애정을 느끼는 정도의 약화 또는 불능

· 미래가 암담한 느낌

### 자율신경의 과잉 활동

충격 이전에는 없었던 자율 신경의 과잉 활동 증세가 끈질기게 나타난다. 다음의 현상 중 적어도 두 가지 경우.

· 잠자거나 잠들기 어려움

· 쉽게 화를 냄

· 집중하기 어려움

· 과잉 경계

· 과장된 놀라움

### 기간

장애의 기간은 적어도 한 달

### 마비

이런 장애들은 대상자의 사회 활동, 직업, 여가 활동에 심각한 고통이나 마비를 가져온다.

### 종류

· 증세의 기간이 3개월 이하면 급성

· 증세의 기간이 3개월에서 그 이상이면 만성

· 증세가 충격적 사건 이후 6개월이 지나고 나타나는 경우는 지연 증세임

취약 요인

똑같은 충격 상황에서도 어떤 대상자는 다른 대상자보다 외상후 스트레스 증세를 덜 보이거나 아무렇지 않은 경우도 있다. 따라서 이 증상에 대한 보호 요인과 취약 요인이 있다. 이들은 동시에 심리적이고 발생적인 요인들이며, 개인의 성장 과정과 연관된다. 현재 취약 요인에 관해 두 가지 가정이 제시되고 있다.

• 스트레스의 심리적 반응을 훼손하는 유전적 요소의 비정상적 상태
• 아동기의 조기 충격에 의해 생겨난 성장 과정의 비정상적 요인

이런 마비는 이후에 대상자가 스트레스를 관리할 때, 호르몬상으로 그리고 심리적으로 그의 능력을 지속적으로 손상시킬 것이다. 연구에 의하면, 과거에 충격을 받은 경험이 있는 성격 장애 또는 피해자는 외상후 스트레스 장애를 경험할 위험이 더 높은 것으로 나타났다.

## ✚ 적응 장애

스트레스 원인이 극단적이지 않은 경우에도 정신병리적 장애가 생길 수 있다. 정서적 단절, 실직, 직장 내의 갈등, 자녀 교육의 어려움과 같은 일상적 문제 때문

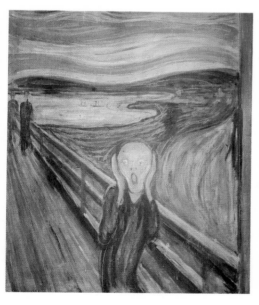

외상후 스트레스 장애 혹은 PTSD는 제때에 치료하지 않으면 장애 요소가 되고, 사회 적응 불능을 초래할 수 있다. PTSD를 겪는 사람들은 보통 사람들보다 술이나 마약을 남용하거나 자살할 위험이 크다.

〈절규〉에드워드 뭉크,
오슬로, 나스요날 갤러리

스트레스를 유발하는 것으로 확인되는 하나 혹은 여러 요인에 대한 반응으로서, 그 요인의 발생 이후 3개월의 기간 동안, 정서적 · 행동적 차원에서 증세가 심해질 경우.

이런 증세나 행동은, 다음의 경우에서 볼 수 있는 것처럼, 임상적 측면에서 뚜렷이 드러난다.

· 일반적인 경우보다 당사자가 겪는 심적 고통이 더 심각할 때
· 사회적 또는 직업적 수행 능력의 현저한 저하

스트레스 관련 장애는 다른 정신 장애의 기준에 부합하지 않으며, 과거의 정신 장애나 인격 장애가 단순히 악화된 것도 아니다. 이 증세들은 단순히 어두운 심리적 상태를 드러내는 것이 아니다.

일단 스트레스 요인(또는 그 결과)이 사라지면, 증세는 6개월 이상 지속되지 않는다. 그 양상을 좀더 자세히 살펴보면 다음과 같다.

· 급성일 경우, 증상이 6개월 이상 지속되지 않음
· 만성일 경우, 6개월 이상 지속됨

적응 장애는 또한 좀더 세부적으로 살펴볼 수 있는데, 주된 증세에 따라 여러 종류이다.

· 우울해하고 절망감을 느끼며 종종 울기도 함.
· 신경 과민이나 불안감, 흥분 상태를 보이며, 아이의 경우 주변 사람들과 떨어져 있는 것을 두려워함
· 심리적 불안과 감정적 우울이 동시에 나타남
· 대상자의 나이를 감안할 때, 타인의 권리를 침해하거나 사회 생활의 기본 규칙을 위반하는 행동 장애(수업 불참, 물건 파괴, 운전 부주의, 다툼, 책임감 부족 등)를 보임
· 정서적 우울감이나 불안감과 함께 행동 장애의 증세가 겹쳐 나타남
· 일반적 부적응 현상(신체적 불편, 사회적 도태, 직장 또는 학교에서의 심리적 억압 등)을 보임

(참고. J. D. 겔피 외, 1996.)

에 종종 심각한 내면적 어려움에 부딪칠 수 있다.

## 적응 장애의 정의

오늘날, 적응 장애는 심리 장애의 하위 개념으로 다음과 같은 특징으로 정의된다.
- 최근에 대상자의 생활 속에서 발생한 하나 또는 여러 개의 스트레스 요인을 확인함
- 정서상·행동상으로 문제가 발생하고, 당사자의 스트레스 원인에 비해 과도할 정도로 직업적 역할에서 장애가 생김.

## 적응 장애의 증상

적응 장애의 증세는, 정서적으로는 슬픔이나 절망감이 표출되는 우울증(우울감을 동반한 적응 장애 또는), 신경질, 불안감 또는 흥분감의 표출(불안감을 동반한 적응 장애), 불안감과 우울감이 동시에 수반되는 경우가 있다. 또한 행동상으로 기물 파손, 사회적 규칙이나 법규 위반 등과 같은 행동 장애가 나타날 수 있다(행동 장애를 수반하는 적응 장애).

## 빈번한 증상

적응 장애는, 외상후 스트레스 장애나 불안감, 우울증과 같은 좀더 심각한 증세에 비해 연구자들의 관심을 끌지 못했다. 하지만 몇몇 연구에 의하면, 역학 조사에 의해 밝혀진 확실한 자료는 없다 하더라도 정신과 외래 진료의 20퍼센트 그리고 일반 의학 진단에서는 그 이상의 환자가 이 경우에 해당되는 것으로 추측된다.

## ✚ 우울증

스트레스와 우울증의 관계는 복잡하게 얽혀 있어 아직까지 명확히 설명된 바 없다. 이와 관련된 연구는 두 종류로 나눌 수 있는데, 하나는 우울증 유발에 있어 어린시절의 사건이 끼친 영향이며, 다른 하나는 최근에 발생한 사건이 미친 영향이다. 이를 통해, 우울증이 시작된 상황과 대상자의 성격 연구가 이루어진다.

### 어린시절의 사건

정신분석학자들은 어린 시절의 충격적 사건이 지닌 중요성을 강조하곤 한다. 이런 경험으로 인해 어른이 되면 우울증 증세가 더 쉽게 나타날 수 있기 때문이다. 프로이트는 상을 당하는 경험과 우울감 사이에 존재하는 관계에 대해 연구했고, 20세기 초의 애이브러햄은 우울증을 부모의 사랑을 받지 못한 결과로 분석했다.

그 후 40년대에, 스피츠 같은 학자들은 갓난아이가 엄마와 오래 떨어져 있는 것이 우울증 유발의 중요한 요인일 수 있다고 강조했다. 60년대에 보올비와 같은 학자들은, 인간의 원만한 인성 발달을 위해서는 어린시절 경험하는 대인 관계와 '애정'의 역할이 중요하며, 우울증의 주요 요인으로 부모의 사망을 꼽고 있다.

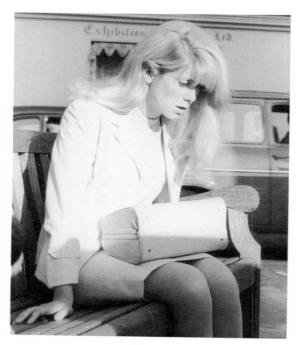

적응 장애의 정서적 발현은 슬픔이나 울음 또는 절망감을 동반하는 우울증 증세이다.

〈혐오〉, R. 폴란스키, 1965.
카이에 두 시네마 콜렉션

## 최근의 사건

이렇게 보통은 확인하기 어려운 어린 시절의 충격적 사건 외에도 최근에는 대상자에게 발생한 최근의 사건이 우울증에 미치는 영향에 큰 관심이 모아지고 있다. 이런 연구 방향이 제시된 것은 거의 30년에 이르는 이 분야의 연구 결과가 이를 뒷받침하고 있기 때문이다.

한 연구에 따르면, 우울증 환자는 증세가 나타나기 전 6개월 동안, 일반인보다 약 3배나 많은 스트레스를 일상의 여러 일들로 인해 받은 것으로 드러났다. 정신병원 환자와 일반인을 대상으로 한 어느 연구에서는 최초 우울증의 60퍼센트 이상이 스트레스를 유발하는 한 번 혹은 여러 번에 걸친 사건으로 인해 발생한 것으로 나타났다.

우울증 증세가 없는 사람들의 경우 그러한 사건을 겪은 경우는 20퍼센트 이하였다. 또 다른 연구에 따르면, 스트레스를 주는 사건에 노출된 대상자가 우울증에 걸릴 위험은 그런 사건을 겪지 않은 대상자의 위험에 비해 6배 높은 것으로 드러났다. 하지만 이때의 위험은 우려할 만한 수준은 아니다. 노출된 대상자가

어린시절의 사건

정신분석학자들은 어린시절의 충격적 사건이 지닌 중요성을 강조하곤 한다. 이런 경험으로 인해 어른이 되면 우울증 증세가 더 쉽게 나타날 수 있기 때문이다. 프로이트는 상을 당하는 경험과 우울한 기분 간의 관계에 대해 연구했고, 20세기 초의 에이브러햄은 우울증을 부모의 사랑을 받지 못한 결과로 분석했다.

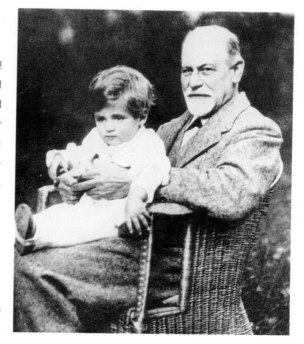

1922년 베를린에서 지그문트 프로이트와
그의 손자 스테판 가브리엘.

이후에 우울증을 보이는 경우는 10퍼센트 미만이다. 생활 속에서 매우 극적인 사건을 경험한 경우 우울증은 나타나지 않는다. 일상 생활에서 받는 스트레스 때문에 우울증이 야기되는 경우는 거의 드물다. 반면 개개인의 삶 속에 아주 드물게 발생하면서 삶에 극적인 충격을 주는 사건들인 경우에는 그 영향이 더 심각하고 지속적인 편이다.

별거나 이혼과 같이 상실감을 유발하거나, 실직이나 은퇴처럼 사회로부터 '퇴출'되는 일들도 강도 높은 스트레스의 요인이 된다. 학자들은, 우울증에서 중요한 것은, 충격적인 어떤 한 사건이나 스트레스 요인이 되는 여러 사건들의 발생 혹은 그 사건들이 가지는 특성에 있다기보다는 차라리 짧은 기간 내에 발생한 여러 사건들이 어떤 방식으로 결합되어 대상자의 심리에 영향을 주었는가에 있다고 지적한다. 예를 들어, 단기간에 배우자의 사망과 같이 심한 상실감을 안겨주는 일이 만성질환이나 지리적 환경의 변화 같은 요인과 더불어 발생하면 그야말로 '우울증의 3박자'가 갖춰지는 셈이다.

우울한 상태가 반복되는 상황에서 스트레스를 주는 일들이 겹쳐 발생하면, 우울증 상태는 오랜 기간 지속되게 된다. 우울증 증세가 나타난 지 6개월에서 12개월 이후의 기간부터 2년이 넘는 오랜 기간에 이르기까지 이런 사건들이 우울증에 미치는 영향은 큰 것으로 보인다.

### 상황과 성격의 영향

우울증의 발병과 진전 면에서 스트레스 요인의 역할은 실제로 중요하다. 그러나 이것으로 모든 것을 설명할 수 있는 것은 아니다. 최근의 많은 연구는 스트레스 요인이 되는 사건들이 어떤 상황 속에서 발생했는지에 초점이 모아지고 있으며, 그 결과, 배우자나 주변 사람들의 도움이 없을 경우, 사건의 부정적 충격은 더욱 강화되었으며, 이러한 개인에 대한 사회적 차원의 후원이 개인의 심리에 미치는 영향 또한 큰 것으로 나타났다.

또 다른 연구 결과에서는 대상자의 적응 능력이 핵심적인 역할을 한다는 것을 강조한다. 예를 들어, 당사자의 자존심이 위축될 경우, 우울증의 위험은 두세 배 증가할 가능성이 큰 것으로 나타났다.

이외에도 이른바 '사회 회귀적인' 유형의 사람들, 즉 주변 상황에 의존적인 성향을 지닌 사람들은 인간 관계에서 비롯되는 스트레스 요인에 약하며, 반면 소위 '자립적인' 성향의 사람들은 개인적 자아 실현과 연관된 스트레스 요인에 더욱 민감한 것으로 밝혀지고 있다.

## ✚ 불안증

정신의학상으로 스트레스 요인의 영향을 받는 것은, 불안 증상에 속하는 외상후 스트레스 장애 증상 외에도 다른 여러 불안 증상들이 있다. 하지만 스트레스를 주는 사건과 불안 증상 사이의 직접적 연관 관계를 확인시켜주는 연구는 거의 이뤄지지 않고 있다. 이런 연구와 관련하여 관심을 끄는 증상들은 광장 공포증, 고소 공포증, 사회 공포증과 같이 장소와 연관되거나, 동물 공포증이나 혈액 공포증과 같이 몇몇 '사물'에 관계된 공포 장애들이다.

일부 연구 결과에 따르면, 이런 유형의 증세에 선행하는 스트레스 요인들은 50퍼센트에서 66퍼센트만이 체계적으로 밝혀진 상태다. 대상자들이 겪은 스트레스 유형은 슬픈 일이나 여러 '심리적 충격' 상태와 관계가 있었다. 광장 공포증 환자를 상대로 한 연구에서는 환자의 27퍼센트만이 장애 이전의 스트레스의 요인을 인식하고 있었다.

또 다른 연구에 따르면, 빈번하게 나타나는 공포 장애의 경우, 이 증상이 나타나기 몇 주 혹은 몇 달 전에 스트레스 요인이 되는 사건이 있었던 것으로 밝혀졌다.

# 스트레스 관리

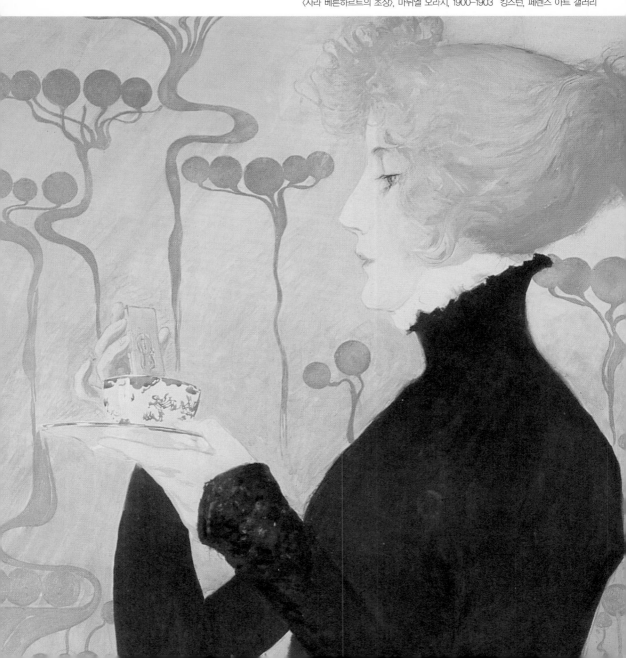

〈사라 베른하르트의 초상〉, 마뉘엘 오라지, 1900-1903  킹스턴, 페렌스 아트 갤러리

물고기가 헤엄을 치듯이, 우리 모두는 스스로 의식하지 못하는 사이에 스트레스를 관리한다. 하루 일과를 마치고 난 후, 가벼운 기분으로 산책을 한다든가, 직장에서의 문제에 대해 친한 사람에게 속마음을 털어놓기도 하고 그 사람의 의견을 묻기도 한다. 옆집에 텔레비전 소리를 좀 줄여달라고 요구한다든지 체력 관리를 위해 계획을 세우는 일 등은 모두 의식적이지 않다 하더라도 스트레스를 관리하는 행동이라 할 수 있다.

## 왜 스트레스를 관리해야 하는가

스트레스 반응이, 숨을 쉬고 음식을 먹는 것처럼 신체의 자연스럽고 필수적 기능이라고 한다면, 정도를 지나친 스트레스는 몸에 해로운 결과를 가져온다. 따라서 스트레스를 효과적으로 관리하는 것은 매우 중요하다.

### ✚ 건강을 위해

스트레스는 영양 섭취에 비유될 수 있다. 먹는 것은 몸에 필수적인 요소이지만, 너무 많이 먹거나 혹은 부실하게 먹는다면 건강에 이상이 생기고 수명이 줄어들수 있다. 따라서 개개인은 자신의 신체에 이상이 생기지 않도록 먹는 것을 조절해야 한다. 이는 스트레스 반응에서도 그대로 적용된다. 즉, 스트레스 관리는 첫째로 건강상의 목적을 지닌다.

### ✚ 효율을 위해

적절한 스트레스 강도를 조절할 때 개인의 능력과 의욕은 최고조에 이를 수 있다. 직장인이나 운동선수가 스트레스 관리 프로그램의 도움을 얻는 것은 이런 이유 때문이다.

스트레스 관리에는 세 가지 유형의 전략이 있으며, 이를 활용할 때는 각기 다르게 사용할 수도 있고, 차례로 혹은 동시에 사용할 수도 있다. 사무실을 함께 쓰는 동료가 너무 큰소리로 전화통화를 한다고 생각해보라. 이 때문에 당신은 주위가 산만해지고, 신경이 예민해지며, 업무에 제대로 집중할 수가 없다. 당신의 스트레스 반응은 날이 갈수록 심해진다. 이 스트레스 상황을 관리하기 위해서는 다음의 3가지 방법이 가능하다.

### ✛ 스트레스 원인에 초점을 맞춘 행동

일단 스트레스 원인인 동료의 목소리에 대응하는 방식이다. 이를 위해서는 여러 가지 방법이 있다.

- 그에게 좀더 조용히 통화해달라고 말한다. 여기에는 각별한 주의가 필요하다. 만일 그가 언짢게 받아들인다면, 당신의 지적을 달가워하지 않을 수도 있기 때문이다.
- 시끄럽게 말할 때마다 칸막이를 반복해서 두드린다.
- 그와 멀리 떨어진 곳으로 자리를 옮겨줄 것을 요구한다.

### ✛ 스트레스 반응에 초점을 맞춘 행동

이 전략은 스트레스의 원인에 대응하는 것이 아니라, 스트레스 반응에 초점을 맞추어 스트레스를 관리한다.

- 예민해지지 않기 위해 당신 자신을 관리한다.
- 모든 사람에게 사소한 결점은 있게 마련이라고 생각하며, 다른 사람들의 결점을 있는 그대로 받아들이려고 노력한다.
- 칸막이를 통해 동료의 목소리가 들릴 때마다, 그 사람의 좋은 점을 생각하면서 조용하게 호흡을 가다듬는다. 그리고 시끄럽던 그의 목소리가 들리지 않을 때 업무에 다시 집중한다.

## ✚ 스트레스에 대한 저항력 높이기

이 세 번째 방법은 스트레스 원인이나 스트레스 반응에 직접 대응하는 것이 아니다. 이 방법은 궁극적으로 평소의 스트레스 수준을 줄이고 스트레스에 대한 저항력을 높이면서 건강을 되찾는 것이다.

- 동료의 거슬리는 행동 때문에 화가 나려고 한다면, 당신 스스로 가중되는 업무와 여러 가지 어려운 일로 너무 긴장하고 있다고 생각한다.
- 생활을 좀더 효율적으로 꾸려서 매일 저녁 가벼운 산책과 좋아하는 운동을 시작하고, 가족과 함께 편안한 시간을 보낼 수 있도록 계획한다.

## ✚ 여러 가지 접근

스트레스 관리의 각기 다른 이 세 전략을 구사하기 위해서는 서로 연관되어 있거나 분리되어 있는 여러 가지 접근법을 활용할 수 있다.

- 긴장 이완과 그와 관련된 여러 가지 방법
- 행동상의 접근
- 인식적인 접근
- 스트레스 완화 기제

스트레스 관리 프로그램에는 여러 가지 다양한 요소들이 있다. 하나의 고정된 시스템보다는, 개개인의 각기 다른 스트레스의 원인과 징후에 적합하고 성격에 맞는 여러 가지 요소들로 구성될 수 있다. 하지만 여기서 중요한 것은 프로그램은 과학적으로 검증된 방식을 통해 수립되어야 한다는 것이다. 그 방식은 다음과 같다.

**?**

어떻게 하면
스트레스를
덜 받을까

# 이완

'이완'이라는 개념은, 근육의 긴장을 최대한 완화시키는 모든 기술적 과정을 포함한다. 이 상태는 정신의 각성 상태를 그대로 유지하면서 심리적인 편안함을 동반한다.

## ✚ 스트레스와 반대되는 이완

'이완 반응'으로 불리는 이 상태는 스트레스 반응의 반대라 할 수 있다. 실제로 이완 상태에 있는 사람에게는 스트레스 반응과 정반대되는 여러 가지 징후들을 관찰할 수 있다.

- 심장 박동수와 호흡수의 감소
- 근육 강직의 감소
- 피하 혈관이 팽창함에 따라 손끝과 발끝 등이 따뜻해짐
- 혈압 하강
- 아드레날린과 노르아드레날린 같은 신경호르몬 비율의 감소
- 림프계의 활동 감소

## ✚ 이완의 특징

모든 이완 현상은 잠잘 때 뚜렷이 드러나지만 깨어 있는 상태에서도 관찰이 가능하다. 그러므로 개인의 의도에 따라 언제든지 이 상태는 중지될 수 있다. 이완 반응은 스트레스 반응과 비교할 때 크게 2가지 측면에서 구분된다.

- 이완은 개인의 의지가 개입된 현상이며 의도적인 것이다. 반면 스트레스 반응은 조건반사적이며 의도적이지 않다.
- 이완은 학습이 필요하다. 반면 스트레스 반응은 본능적인 것이다. 그럼에도 예외적인 경우가 있다. 몸을 움직이지 않고 휴식을 취할 때나, 수면 상태 직전 몇 분간의 몽환 상태처럼 자연적으로 이완에 가까운 상태도 있다.

**스트레스 관리 구성 요소들의 효과 비교**

| | 이완 | 행동 접근 방법 | 인식 접근 방법 | 스트레스 조절 기제 |
|---|---|---|---|---|
| 스트레스 원인에 대한 작용 | | ■■■ | ■ | |
| 스트레스 반응에 대한 작용 | ■■■ | ■■ | ■■■ | ■ |
| 스트레스에 대한 저항력의 증가 | ■■ | | | ■■■ |

긴장을 풀면
스트레스를
덜 받을까

이완은 과도한 스트레스로 인해 생기는 불쾌한 기분을 회복시킴으로써 스트레스 반응을 통제하는 가장 직접적인 방법으로 여겨진다. 하지만 이 방법은 모든 상황과 사람들에게 똑같이 적용될 수는 없다.

## ✚ 제이콥슨의 점진적 근육 이완

서구에서 이미 널리 활용되고 있는 점진적 근육 이완법은, 육체적이면서도 정신적인 이완 상태에 이르기 위한 것으로, 여러 근육 부위를 연달아 수축했다 푸는 방식으로 이완 상태에 도달한다.

### 생리적 바탕

제이콥슨 방식은 무엇보다 근육의 긴장 상태와 이완 상태 사이의 차이를 인식하는 데서 시작한다. 1930년대 미국의 에드먼드 제이콥슨이라는 학자는 다음의 2가지 중요한 사실을 발견했다.

- 휴식 상태에 있는 사람에게서 발견된 근육의 긴장은 근육섬유의 수축에서 비롯된다. 이런 측면에서, "나는 결코 긴장을 풀지 못한다"라는 표현은 근육의 생리적 상태와 일치한다.
- 이 근육의 긴장을 의식적으로 줄임으로써, 대상자의 불안감 또한 줄일 수 있다. 이는 생리(근육 긴장)와 심리(불안) 사이의 상호 작용에 관한 또 하나의 예이다.

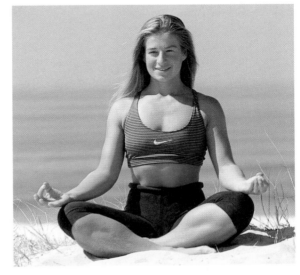

이완은 과도한 스트레스로 인해 생기는 불쾌한 기분을 원상 회복시킴으로써 스트레스 반응을 통제하는 가장 직접적인 방법으로 여겨진다.

최근의 연구에서는 이완 반응에서 근육의 자기수용성 감각의 역할이 강조되고 있다. 자기수용성 감각이란, 주위 환경을 인지하는 감각 기관의 도움 없이 신체 여러 부위에서 받는 감각적 느낌을 가리킨다.

예를 들어 우리는 자기수용성 감각을 통해 어두운 곳에 몸을 뻗고 누워 있더라도, 자기 팔다리의 위치와 그것이 굽혀져 있는지 펴져 있는지, 이완되었는지 수축되었는지를 감지한다. 근육이 긴장되면 긴장의 자기 수용 정보가 뇌까지 올라와 림프 기관을 '폭격' 하고, 그러면 이번에는 림프 기관이 공조 기관을 활성화시켜 스트레스 반응을 불러일으킨다. 어떤 의미에서 우리가 스트레스를 받는다고 느끼는 것은 긴장감에서 나온다고 할 수 있다. 이완은 이런 움직임을 거꾸로 되돌리는 것이다. 즉, 근육의 이완을 통해 심리적인 평온을 되찾게 된다.

### 과정

이 방법의 습득 과정에서, 대상자는 그 다음에 오는 이완 상태와 뚜렷이 구별될 수 있게끔 매우 강하게 근육을 수축시킨다. 대상자는 조명이 적당한 조용한 방에서, 머리를 기댈 수 있는 편안한 소파에 앉는다.

- 대상자는 벨트 또는 옷을 풀어헤쳐 이완 상태가 방해받지 않도록 한다.
- 맨 먼저 치료사가 시범 동작을 보이는 동안, 대상자는 눈을 뜬 상태로 있다.
- 보통 하체의 긴장을 먼저 풀고, 복부와 가슴, 양팔을 거쳐 얼굴 근육이 이완되는 순서로 진행된다.
- 각 부위의 근육은 약 7초 동안 수축되었다가 30~45초 동안 완전히 이완되면서, 다음 근육 부위로 옮겨간다.
- 몸 전체의 긴장을 푸는 데 걸리는 시간은 한 번에 대략 20~30분이며, 이 방법이 완전히 숙달되려면 6~10번 정도 되풀이되어야 한다.

**스트레스 반응과 이완 반응의 주요한 차이점**

| 스트레스 반응 | 이완 반응 |
| --- | --- |
| 선천적 | 후천적 |
| 갑작스럽다 | 점진적이다 |
| 본능적이다 | 의지에 따른다 |

모든 부위에서 근육의 수축과 이완이 되풀이될 때, 대상자는 마음속으로 그 동작을 하나씩 되새기며 다음 단계로 넘어가고 점차 이완의 정도를 더한다. 이완 상태를 최대화하기 위해서는 눈을 감은 채 기분 좋은 풍경이나 온천욕, 나무 그늘 아래 낮잠을 자는 모습을 상상하는 등 특별히 이완에 도움이 되는 이미지를 생각하는 것도 좋다.

일단 이 과정이 끝나면, 기지개를 펴서 근육의 정상적인 긴장을 되찾고 그런 다음 일어선다. 이때 너무 급하게 일어서면, 지나치게 이완되었던 몸이 균형을 잡지 못해 비틀거리거나 넘어질 수도 있다. 이 방법은 다른 이완법과 마찬가지로, 각자의 생활 리듬에 맞게 횟수를 조절하면서 훈련을 통해 숙달시켜 나가야 한다.

### 개인적인 절차

더 완벽한 이완 상태에 이르려면, 자기 나름대로의 방식을 개발하는 것도 좋다.
- 몸의 어느 한 부위의 근육이 긴장될 때, 그것을 이완 신호로 생각하여 몸 전체로 이완 부위가 확장될 수 있게끔 느긋한 기분을 갖는다.
- '긴장을 풀자' 또는 '침착하게'와 같은 문구를 마음에 새겨두었다가 지나치게 긴장할 때 이완의 신호로서 생각한다.
- 매번 근육이 긴장할 때를 이용해 그 상태에서 이완 상태로 가는 방법도 있다. 이 방법을 잘 활용하면 근육의 긴장도가 갈수록 떨어지는 것을 느낄 수 있다.

## ✚ 슐츠의 자생 훈련

슐츠의 방법은 여러 측면에서 제이콥슨의 방법과 구별된다. 하지만 필요하면 적절하게 변형시켜 활용할 수도 있다. 이 방법을 활용하는 사람은 다음의 6단계를 거쳐야 한다.

### 1단계 : 무거움

이완 작용은 먼저 지금 축 늘어진 팔이 무겁다는 생각에 집중하면서 근육을 이완시킨다. 이때, "팔이 무겁다"와 같은 자기 암시를 준다.

1930년대 미국의 에드먼드 제이콥슨이라는 학자는 다음의
두 가지 중요한 사실을 발견했다.

· 휴식 상태에 있는 사람에게서 발견된 근육의 긴장은 근
  육섬유의 수축에서 비롯된다. 이런 측면에서, "나는 결
  코 긴장을 풀지 못한다"라는 표현은 근육의 생리적 상태
  와 일치한다.
· 이 근육의 긴장을 의식적으로 줄임으로써, 대상자의 불
  안감 또한 줄일 수 있다.

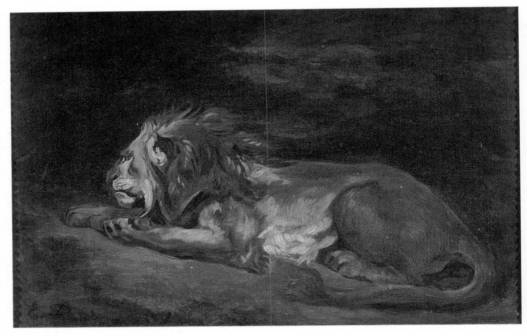

〈누워 있는 사자〉, 들라크루아 기법, 익명,
오를레앙, 미술박물관

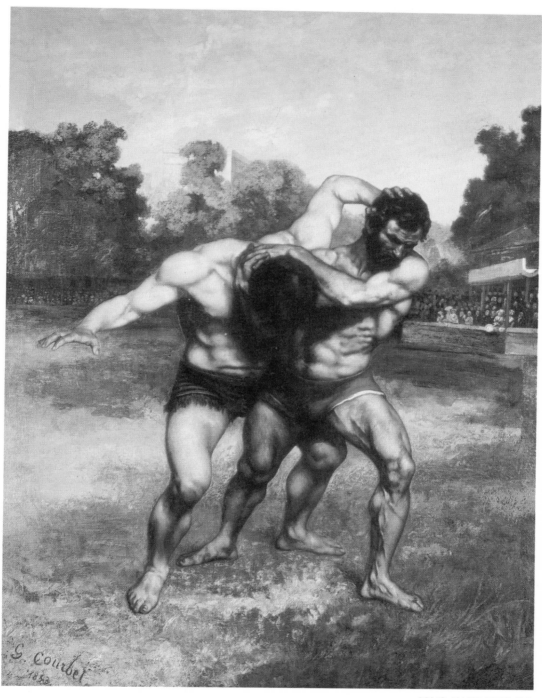

〈레슬러〉, 구스타프 쿠르베, 1853.
부다페스트, 미술박물관

### 2단계: 열기

'손가락이 뜨겁다' 와 같은 느낌은 몸의 생체적 상태에 부합한다. 스트레스 반응이 혈액을 심층 기관으로 이끄는 것과는 달리, 이완은 표층의 혈액 순환과 혈관 확장을 유발하여 기분 좋은 열기의 느낌을 가져다 준다.

### 3단계: 심장의 이완

앞단계에서 신체가 이완되면, 대상자는 자신의 심장 박동을 의식한다. "내 심장은 조용히 그리고 규칙적으로 뛴다." 이 경험은 조바심을 내는 사람들에게는 괴로운 순간일 수 있다.

### 4단계: 편안한 호흡

잠잘 때와 같은 편안한 숨을 내쉬면서 편안한 호흡을 한다. 이때 "내 호흡은 편안하고 규칙적이다"라는 생각으로 숨쉰다.

### 5단계: 뜨거운 태양신경총

대상자는 태양신경총이 자기 신체 내부에 자리잡고 있는 중심으로 사방으로 가지를 뻗고 있다고 상상하며 이를 이완의 상태로 인도한다. 이때 "나는 태양신경총에 아늑한 열기를 느낀다"라는 생각으로 몸을 이완시킨다.

### 6단계: 찬 이마

이 단계는 더운 날씨에 시원한 수건을 이마에 대거나 시원한 바람을 쐬면서 느끼는 이완 효과와 같은 것이다.

### 연상 이미지

쉽게 이완 상태로 들어가거나 이 상태에 더욱 몰입하기 위해서는, 자신이 아주 편안한 상태로 있는 것처럼 상상하는 것이 좋다. 좋아하는 경치를 보며 누운 자세, 온수 목욕, 어린 시절의 평화로운 추억 등을 들 수 있다.

### ✚ 생리 피드백

생리 피드백이란, 대상자가 자신의 생리적인 변수 중 하나에 관한 객관적 정보를 얻어서 그것을 자의적으로 변형시키는 일체의 기술을 말한다.

## 원리

변수는 스트레스의 생리적 반응에 대한 간접적 측정치들이다. 이중 이완 작용에 가장 많이 활용되고 있는 것은

- 휴식 상태에서의 근육의 긴장치로서, 흔히 이마에 붙인 전극으로 측정함(이마 근육의 긴장)
- 손바닥 표피의 전도 계수로서, 피부 습도의 변화에 따라 차이가 나며 스트레스와 함께 올라감(발한)
- 심장 박동수, 혈압
- 피부 온도로서, 피부의 혈액 순환으로 어느 정도 알 수 있는 태양신경총의 상태를 반영함
- 뇌파 검사에서 나타나는 알파선. 이 알파선은 흔히 심리적 이완 상태와 상관 관계가 있음

이러한 생리적 변수들은 거짓말 탐지기 테스트에도 활용된다. 실제로, 거짓말 탐지기라는 것은 조사관이 대상자에게 사소한 이야기와 중요한 질문을 섞어서 여러 가지 질의를 하는 동안 그 대상자에게 나타내는 스트레스 반응의 변화를 측정하는 것이다.

## 생리 변수의 측정

실험에서 대상자는, 시각 혹은 청각 신호에 의해 자신의 생리 변수에 관한 측정 결과를 얻는다.

- 대상자의 신체적 상태가 뚜렷한 이완 상태에 이르면, 발광 이극진공관의 불이 켜졌다 꺼졌다 한다.
- 이완 상태에 이르면 소리의 세기가 큰 소리에서 작은 소리로 줄어들어 완전히 그치게 되거나 날카로운 음에서 굵은 음으로 바뀌게 된다.

측정 장치 눈금의 표준치는 각 대상자에 따라 그리고 그의 이완 경험에 따라 매겨져야 한다.

**스트레스 관리에 응용**

생리 피드백은 세 가지 다른 방식으로 활용될 수 있다.

- 이완법의 보조적 수단으로서, 대상자는 건강 관리사의 철저한 감독 아래 자신의 근육 긴장치에 관한 정확한 정보를 제공하는 첨단 생리 피드백 기계를 사용한다.
- 생활에서 좀더 쉽게 이완 상태에 이르기 위한 수단으로 사용되는 작은 휴대용 부속 기구들(온도 측정기, 전도 계수기)
- 스트레스 증세가 심할 경우, 원인이 되는 증세에 적합한 생리 변수를 선택해야 한다.

예를 들어 긴장으로 인해 두통이 생긴 경우에는 이마 근육 긴장치를 재야 하고, 고혈압에는 혈압을 측정해야 하며, 레이노병일 경우에는 피부 온도를 측정해야 한다.

### ✚ 이완의 또 다른 방법

이완의 상태에 이르기 위해서는 또 다른 많은 방법들이 있다. 요가, 최면, 정신 집중, 선(禪) 등은 앞에서 소개한 두 가지 이완법과 같은 방법을 사용하고 있다

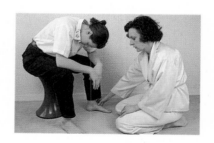

**두 가지 이완 방식의 비교표**

| 순간 이완 | 회복 이완 |
|---|---|
| 스트레스 원인 가까이에서 | 스트레스 원인에서 멀리 떨어져 |
| 짧게 | 길게 |
| 하루에 여러 번 | 보통 하루에 한 번 |
| 상황에 따라 앉은 자세나 선 자세 모두 | 조용한 장소에서 길게 뻗은 자세로 |

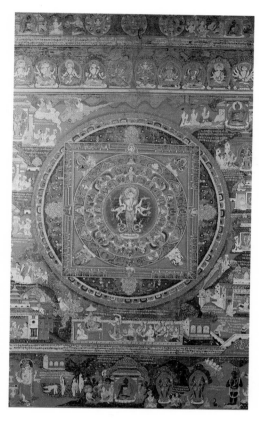

〈아모가파사 신(神)의 만달라〉,
19세기 네팔 예술,
파리, 기메 박물관

하지 않고 있는 그대로 내버려두어야 한다. 넷째, 정신을 흩뜨릴 수 있는 원인을 피하고 최대한 편안한 자세를 유지해야 한다.

동양에서의 명상이 '열반'으로 불리는 변화된 의식 상태에 도달하는 것이라면, 서양에서는 '계시'에 이르는 것이다.

경험하지 않은 사람에게는 설명하기 어려운 이 초의식의 상태는 다음과 같은 특징을 갖는다. 내면의 평화 그리고 세계와 하나된 느낌, 시간과 공간 지각의 변화, 삶과 세계의 의미에 관한 확대된 인식.

하지만 바쁜 현대인들은 '초의식' 상태라는 경지에까지 이르지 않더라도, 스트레스 관리 프로그램을 이용하면 초월적 명상의 도움을 얻을 수 있다.

이 방법은 고대 동양의 도교와 선불교에서 쓰였던 두 이완법을 서구의 상황에 맞게 개선한 것이다.

이 방법은 1960년대에 미국에 처음 선보였다. 여기에서는 초월적 명상이 실현되기 위해 갖추어야 하는 네 가지 조건이 있다. 첫째, 조용해야 하며, 둘째, 마음에 평온을 가져다 주는 단순한 문구, 일명 '만트라(진언)'를 소리내어 혹은 마음속으로 되뇌인다. 만트라는 개개인이 원하는 대로 '옴'처럼 한마디 말일 수도 있고, 대상자가 중요하게 생각하는 철학적이거나 종교적인 문구일 수도 있다. 셋째, 마음을 의식적으로 통제하려 스트레스를 받는 전화통화를 한 후에는 의자에서 가능한 한 편안한 자세를 취하라.

· 움직이지 말고 몸의 긴장을 풀어라.

· 호흡에 신경써라.

· 의식적으로 숨을 고르지 말고 자연스럽게 호흡하라.

· 마치 풍선에 바람이 빠지듯이 날숨이 저절로 나오게끔 하라.

· 숨을 내쉴 때마다 조금씩 더 긴장을 풀어라. 날숨의 이완을 이용해서 신체의 나머지 부위의 긴장도 풀어라.

이런 방식으로 숨쉬기를 하면, 단 몇 분만에, 규칙적으로 훈련할 경우 더 빠른 시간에 충분한 이완 상태에 이르고, 스트레스를 덜 받는 상태에서 업무를 다시 시작할 수 있다. 이 순간 이완을 성공적으로 실행하려면, 사전에 이완법에 대한 훈련이 되어 있는 것이 좋다. 그런 상태에서는 한정된 시간에 최상의 효과를 얻을 수 있다.

이 방법을 스트레스가 너무 많아지기 전에 매일 규칙적으로 활용한다면 더욱 효과가 클 것이다. 이 이완 작용을 자동차에 비유한다면, 회복 이완은 하루 여행이 끝나고 저녁에 숙소에 들르는 것이고, 순간 이완은 고속도로 휴게소에서 잠시 동안 여러 번에 걸쳐 쉬어가는 것이다. 아래 그림은 두 사람이 각기 다른 이완 방식을 실행했을 때 그들 사이에 나타나는 스트레스 변화를 그래프로 표현한 것이다.

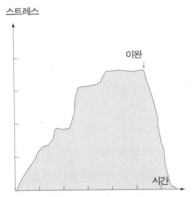

일과가 끝나고 난 후 회복 이완을 실행하는 사람의 스트레스 곡선

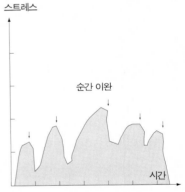

일과 중에 잠시 동안 여러 번에 걸쳐 순간 이완을 실행하는 사람의 스트레스 곡선

- 이완 작용이 시작되는 신체의 부분에 따라, 근육 감각, 호흡 또는 마음의 형상으로 나눌 수 있다.
- 이완 작용이 달성하고자 하는 목표에 따라 : 단순 회복, 스트레스 상황의 관리, 변화된 의식 상태 또는 존재 방식으로 나눌 수 있다.

## ✚ 스트레스 관리에 응용

모든 이완법은 스트레스 관리를 위해 두 가지 방식으로 활용될 수 있다.

### 회복 이완

사람들이 흔히 '편안한 상태'라고 일컫는 몸의 상태이다. 긴장된 하루 일과가 끝난 후, 제이콥슨이나 슐츠가 제시한 이완법을 따라하면, 몸은 깊은 이완 상태에 이를 수 있으며, 이런 상태는 개개인의 시간 활용에 따라 연장될 수도 있다. 회복 이완은 기분 좋은 경험으로, 다시 이를 시작하기 전에 그날 쌓인 하루의 스트레스를 없애준다. 하지만 이 방법은 활용하기가 쉽지 않다.

- 적당히 조용한 장소와 시간을 갖기가 힘들다.
- 일과가 끝난 후의 스트레스 관리법이므로, 업무 중에 경험하는 스트레스에는 별로 도움이 되지 못한다.

### 순간 이완

이 방법이 스트레스 관리에는 더 유용할 수 있을 것이다. 어떤 상황에서든 손쉽게 쓸 수 있는 방법이기 때문이다. 필요한 여건은 조용한 환경과 앉을 의자 하나면 되고 사무실이나 공공 시설 등 어디에서라도 활용 가능하다. 순간 이완의 목적은 깊은 이완 상태에 이르는 것에 있다기보다는, 자신의 스트레스를 낮은 수준으로 끌어내리는 데 있다.

## ✚ 개인적인 단련과 선택

스트레스 관리에서 이완은 수단일 뿐 목표가 아니다. 제이콥슨이나 슐츠의 방법 중 하나를 익혀둔다면, 일상 속에서 이완 작용을 실행하는 데 필요한 기본기는 쌓을 수 있을 것이다. 자신의 개인적 취향에 따라 적합한 요소들을 골라서 활용하는 것도 괜찮다. 물론 전문가에게 조언을 얻는다면 큰 도움이 된다.

만성 불안증의 특징은 일상 생활의 여러 가지 일들에 대해 소스라치게 놀라거나 근육 경련을 일으키고 전율, 발열 현상을 보이는 등 지나치게 근심하거나 불안해하며, 신체적인 긴장 증세를 동반한다. 이러한 증상은 수개월에 걸친 불안 상태가 누적된 결과이다. 이런 증상은 치료하기 어려울 뿐 아니라 환자 자신은 물론 주변 사람들도 매우 고통스럽게 한다. 영국에서 이루어진 어느 연구에서, 한 일반의가 만성 불안증을 겪는 110명의 환자들을 연구센터에 보내, 거기서 무작위로 세 그룹으로 나누었다. 그리고 각 그룹은 6개월 동안 다음의 각기 다른 치료를 받았다.

- 그룹1: 인지적 접근법으로서, 불안한 생각의 정체를 밝히고 이 생각을 검토하며 대안이 될 만한 생각을 개발하는 데 초점을 두는 치료를 받음.
- 그룹2: 간단한 정신분석 요법. 이 방법에 따르면, 불안 증세는 환자의 개인적인 일들과 관계된 무의식적 갈등의 기호일 뿐만 아니라, 치료자와의 관계를 통해서 해석되어야 한다.
- 그룹3: 행동 관리. 불안감에 대응하는 개인적인 행동 전략을 개발하도록 학습받는다.

환자들은, 각각 치료 전과 치료 6개월 후 그리고 일 년 후에 평가를 받았으며, 평가의 내용은 환자가 자신의 상태에 대한 질문에 답하는 자가 설문과, 환자에게 질문하는 사람이 작성하는 타가 설문으로 이루어졌다. 결과는 이 세 그룹의 치료 모두 긍정적이었다. 하지만, 아래 도표에서 볼 수 있듯이 인지적 접근법이 가장 좋은 결과를 가져왔다. 치료가 끝난 6개월 뒤에 가장 좋은 결과를 나타낸 것도 바로 이 접근법이었다.

이 연구는 심리 치료에 있어 현대적인 연구의 좋은 본보기이다. 이제 치료법은 치료사가 좋다고 주장하는 어느 한 가지 방법을 따라가기보다는 환자의 개별적 증세에 치료법이 얼마만큼의 효과를 냈는지에 초점을 맞추며, 이 효과를 다른 방식의 치료 효과와 비교해보아야 한다. 이런 방식의 연구는 의약 치료 효과를 평가하기 위해 사용된 일반적인 방법으로서, 환자들의 개별적 증상에 맞는 치료법이 어떤 것인지를 밝히는 데 목적이 있다.

(참조. C. 더럼, T. 머피, T. 앨런, 그 외, 1994)

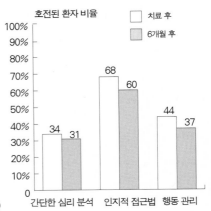

## ✚ 효과

잘 알려진 이완법들은 스트레스를 줄이는 데 확실한 효과를 가져다주며, 실행 시기에 이런 점을 확인할 수 있다. 슐츠와 제이콥슨의 방법은 불면증, 편두통, 골근육 통증, 만성 통증 등과 같이 스트레스성 질환을 치료하는 데 효과적으로 이용되었다. 반면, 고혈압에는 별다른 효과가 없는 것으로 나타났다. 마찬가지로, 만성 불안이나 공포증과 같은 심한 불안증의 치료에는, 이완법 하나만으로는 효과를 볼 수 없으므로, 인지적이거나 행동과 관련된 다른 보조적 방법을 병행해서 활용하는 것이 좋다.

# 인지적 접근

인지적 요소는 스트레스 반응의 핵심적 부분이다. 인지(cognition)는 라틴어 *cognosco*(나는 안다)에서 유래한다. 심리학자들은 이미지나 내면의 이야기, 판단, 예상과 같이 인간의 의식 속에서 생기는 모든 표현들을 인지라고 말한다. 일상 언어에서는, '생각'이 인지와 동의어이다. 스트레스 상태에 있는 사람의 인지 장치를 통제하고 변화시키기 위한 노력, 즉 그가 자신의 스트레스를 보다 잘 관리하도록 돕기 위한 여러 가지 방법들이 개발되었다.

## ✚ 다르게 생각하기

스트레스 환자는 일상적이지 않은 방식으로 생각함으로써, 스트레스 반응이나 스트레스를 주는 상황을 제어할 수 있다.

### 스트레스 반응의 제어

어떤 상황을 과장하는 것은 스트레스를 더 심화시킨다. 완벽주의처럼 주변이 자신에게 기대하는 것을 과대 평가한다든가, 자신이 하는 일이 성공할 것이라고 생각하지 않고 자신의 능력을 과소 평가하는 등의 사고방식은 쓸데없이 스트레스를 주는 두 가지 대표적인 사례이다. 대상에 대한 과장된 인식을 고침으로써 스트레스를 줄일 수 있다.

**스트레스를 주는 상황의 제어**

스트레스를 받는 상황에 대해 보다 많은 정보를 구하고, 보다 효과적인 대처 방안을 살펴보면서 상황에 대한 통제력을 강화하고, 그로써 스트레스를 줄일 수 있다. 예를 들어, 소득 신고 마감 전날 서류의 빈칸을 어떻게 채워넣어야 할지 모른다면, 설명서를 읽어서 도움을 얻을 생각을 하거나 아니면 전화로 문의하면 된다는 생각을 함으로써 그 상황에 대한 스트레스를 줄일 수 있다.

### ✚ 인지의 근본적 역할

인지적 접근법에는 두 가지 공통점이 있다.

- 인지는 스트레스 반응에서 근본적인 역할을 한다. 이는 스트레스 상황에 직면한 사람이 보이는 감정과 행동의 원인이다.
- 스트레스의 근원이 되는 인지적 요소는 잘 짜여진 프로그램의 틀 안에서 체계적인 방법으로 검토되어야 한다. 개인은 이 틀 안에서 스트레스를 주는 자신의 생각을 수시로 살펴보고 그것에 대해 문제를 제기하는 훈련을 해야 한다.

### ✚ 인지적 치료법 : 베크의 접근법

애런 T. 베크는 미국의 유명한 심리분석가로 오늘날 많은 나라에서 활용하는 우울증에 대한 심리치료법을 개발하였다. 이 치료법의 인지적 성격은, 우울증을 보이는 사람으로 하여금 자신이 우울한 이유를 파악하고 면밀히 살펴보며 비판할 수 있도록 한다.

이 접근법의 효과는, 이 치료법을 따른 환자들의 치료 결과와 강장 치료를 받은 환자들의 결과를 비교한 수많은 연구에 의해 밝혀졌다.

**인지적 왜곡**

베크에 따르면, 우리의 지나친 스트레스 반응은 어떤 사실에 대한 그릇된 해석으로 인해 생겨난다고 한다. 그는 이것을 인지적 왜곡이라고 부른다. 그는 지나친 감정적 반응에서 흔히 나타나는 사례들을 목록으로 묶었다.

자의적인 추론 : 증거 없는 결론 도출

예를 들어, 입사 지원자가 면접이 끝난 후 면접관에게 별다른 반응이 없는 것을 보고, 그 면접관이 자신에게 관심이 없었다고 추론한다. 사장이 자신을 만나고 싶어한다는 사실을 동료로부터 전해들은 한 사원은, 당장 사장이 자신을 질책하기 위한 것이라고 생각한다. 증거 없는 결론이 사실과 맞아떨어지는 경우도 있지만, 자의적인 추론을 자주 하는 것은 다른 여러 상황에서도 자신에게 불필요한 스트레스를 초래할 수 있다.

선택적 제외 : 전체 상황은 고려하지 않고 사소한 부정적 사실에 지나치게 몰두하는 경향

이런 인지적 왜곡은 완벽주의자들에게서 자주 나타난다. 어떤 연설자의 경우, 자신이 한 연설에 청중들이 대체적으로 매우 만족해하고 환호를 보냈는데도, 자신이 그들의 질문에 명쾌하게 답변하지 못한 순간만을 생각한다거나, 손님들을 초대한 주인의 경우, 모두가 만족스럽게 식사를 했음에도 불구하고 고기 양념간이 짜서 망쳤다고 생각한다.

지나친 일반화 : 특수한 상황에서 일반적인 결론을 도출하는 경우

어떤 학생은 시험에서 한 과목을 망친 후, 이 때문에 좋은 성적을 얻지 못할 것이라고 추론한다. 연락도 없이 늦게 들어왔다며 아내가 비난하자 남편은 그녀가 늘 잔소리만 한다고 생각한다. 상황의 지나친 일반화는 불안하거나 우울한 감정 상태 속에서 종종 발견된다. 이런 상황일 때 흔히 하는 얘기가 있다. "어쨌든 달라질 게 없어."

**앨버트 엘리스의 합리정서적 치료법**
미국의 심리학자인 앨버트 엘리스는
1960년대에, 사람들 앞에 나서기를
두려워하는 자신의 장애를 치료하는 데
자신이 개발한 방법론을 적용하고
그것을 더욱 발전시켰다.

〈맡은 바 본분을 다하는 성실한 여러분!〉
C. 브라운, 1902. "버터접시" 중에서.
파리, 언론박물관

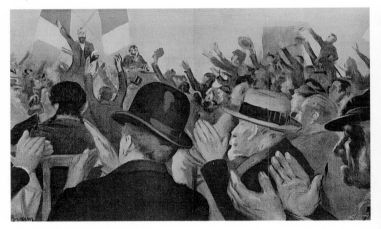

〈현대 시인들〉, A. M., 에스키벨, 1846.
마드리드, 프라도박물관

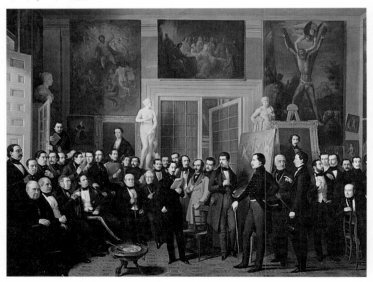

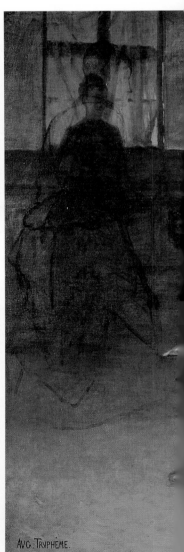

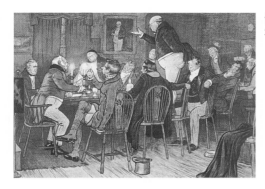

〈열변하는 M. 피크위크〉, C. W. 알뎅,
파리, 프랑스국립도서관

〈귓속말〉, 트뤼펨 A.J. 1888,
파리, 파리시립박물관

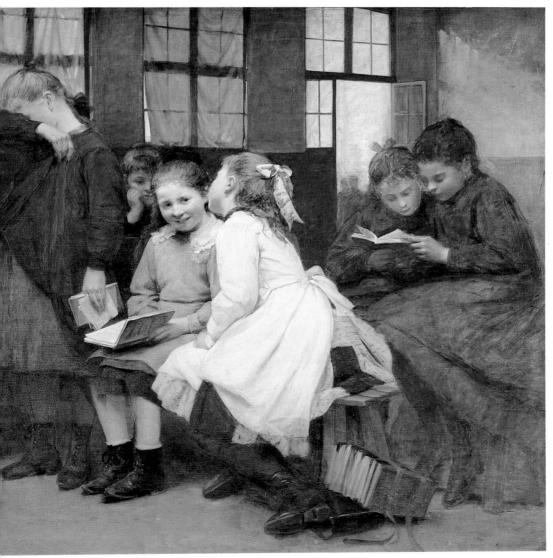

### 과대 평가와 과소 평가

부정적인 것을 과대 평가하고, 긍정적인 것을 과소 평가하는 경향. 어떤 아버지는 15세 된 자신의 아들이 수학에서 시원찮은 결과를 얻은 것 때문에 괴로워한다. 어떤 여성은 직장에서 승진하지 못한 일 때문에 속상해한다. 하지만 그녀의 가족이 화목하게 지내는 것에 대해서는 별로 자부심을 가지지 않는다.

### 개인화 : 좋지 않은 일들을 자신의 책임으로 돌리기

외식하러 가자는 제안을 아내가 매몰차게 거절하자, 남자는 아내가 언짢아하는 것이 자기 책임이라고 생각한다. 어떤 여성은 친한 친구들간에 생기는 갈등을, 그들에게 세심하게 신경 쓰지 못한 자신의 탓으로 돌리고 이들을 화해시키기 위해 동분서주한다. 자신의 행동으로 인해 주변 사람들에게 좋지 않은 일들이 생길 수 있다. 하지만, 주위에서 일어나는 일들을 지나치게 자기 탓으로 돌리는 것은 쓸데없이 스트레스를 만드는 원천이 되는 셈이다.

### 스트레스를 받는 자동 사고

위에서 말한 인지상의 왜곡은 무의식적인 장치로서 의식적인 사고 활동에 영향을 끼친다. 베크는 이를 가리켜 '자동 사고' 라고 부른다. 이러한 사고의 경향은 스트레스를 받는 사람이 혼자서 마음속으로 하는 이야기 곳곳에 자리잡고 있다.

### 자동 사고에 대한 주의 환기

스트레스 관리 프로그램의 인지 과정에 참여하는 경우, 참가자는 스트레스를 받는다고 느낄 때 자신의 머릿속에 떠오르는 모든 것들을 살피고 이 생각 속에 '자동 사고' 가 개입될 수 있다는 점에 주의를 기울인다. 이를 위해 세 가지 질문을 던진다.

**우리에게 스트레스를 주는 자동 사고**

- "이 일은 항상 나한테만 일어나."
- "나는 절대 그렇게까지 잘할 수 없어."
- "사람들이 나를 진지하게 대하지 않아."
- "사람들이 내 의견은 고려하지 않아."
- "여전히 망쳤어."
- "이런 상태로는 오래 버티지 못할 거야."
- "그(녀)는 자기 생각만 해."
- "사람들은 그런 일에 관심 없어."

**예** : 38세의 장 마크는, 지난 한 해 동안 자신이 우수한 업무 성과를 거두었는데도 승진 대상에서 누락되었다는 사실을 알게 되었다. 그리고 "나는 정당하게 평가받지 못했어. 이건 부당한 처사야!"라는 생각을 계속 반복한다. 치료사는 세 가지 질문을 통해 그가 자신의 생각을 점검할 수 있게끔 해주어야 한다.

### 당신의 생각을 뒷받침하는 증거는 무엇인가?

이 질문은 환자가 자신이 생각하고 있는 사실과 현실 사이에 차이가 있음을 인식시키기 위한 것이다. 치료사는 환자에게 그가 자신의 생각에 대한 타당성을 증명해 보이도록 요구하거나 아니면 그런 현재 생각과 전혀 상반되는 일들을 말할 것을 요구한다. 이전에 상사와 기분 좋은 만남을 가진 적이 있는가? 상사가 그를 칭찬한 적이 있는가? 상사가 그를 다른 동료들과 차별 대우하는가? 이 과정에서 장 마크는, "그가 나를 승진 대상에서 누락시켰다면, 그것은 나를 정당하게 평가하지 않았기 때문이다"라는 식의 사고에 인지적 왜곡이 개입되어 있다는 사실을 알아차리게 될 것이다. 이건 자의적인 추론이다.

### 대상자가 처한 현실을 설명할 만한 다른 방법은 없는가?

이 질문은 대상자가 자동 사고로부터 벗어나서 상황을 다른 방식으로 생각할 수 있게끔 해준다. 이를테면 그의 상사 또한 계급 서열 속에 있으므로 승진 문제를 마음대로 결정할 수가 없다라든가, 그는 장 마크의 승진으로 인해 생길 수 있는 부서 내의 위화감 조성에 대해 걱정한다라든가 아니면 상사는 개인적으로는 장 마크에게 호감이 있지만 업무 성과에 대해서는 본인이 생각하는 것만큼 크게 평가하지 않는다는 등. 치료사는 장 마크가 상사를 직접 만나 그의 이러한 생각들을 뒷받침할 만한 근거를 찾아보도록 조언한다.

### 만약 그의 생각이 사실이라면 현실적으로 어떤 위험이 있는가? 그것은 심각한 종류인가?

이런 질문은 그의 생각이 충분한 근거가 있다고 밝혀질 경우, 그에 수반되는 현실적인 결과들을 따져보면서 장 마크가 상황을 너무 심각하게 받아들이지 않도록 하는 것이다. 실제로 심각한 상황이긴 하지만 그렇게 스트레스를 받을 필요는 없지 않은가.

이 세 번째 유형의 질문에서, 치료사는 베크가 '도식'이라 부르는 것 혹은 근본적 믿음이라 일컬어지는 문제에 접근한다. 위의 예에서, 장 마크의 믿음은 다음과 같이 표현될 수 있다. "나는 내게 중요한 모든 사람들로부터 사랑받고 인정받아야 한다. 그렇지 않으면 괴롭다!" 그리고 "세상은 정당해야 한다!" 이런 종류의 믿음은 일찍이 어린 시절부터 갖게 되어 오랫동안 기억 속에 저장된 무의식적인 인지 장치에 해당한다. 이들은 과거와 현재 사이에 관계를 설정한다.

예를 들어, 만약 장 마크가 어린 시절 사랑과 인정의 가치를 소중한 것으로 여기고 배웠다면, 자신이 주변인들에게 인정받지 못하는 상황을 심한 스트레스로 체험할 때마다 '정의적情意的 가치에 대한 믿음'을 떠올릴 것이다.

우리가 어떤 일에 대해 그것을 용인하거나 아니면 받아들이지 못하는 것, 이해하거나 아니면 말도 안 된다고 생각하는 것, 그냥 슬프다고 생각하거나 아니면 절망적이라고 느끼는 것, 그것이 우리의 근본적인 믿음이다. 이런 믿음은 우리가 의식하지 못하는 사이에 우리 주변의 일들에 대한 판단에 중대한 영향을 미친다.

장 마크의 경우, 그가 자신이 가진 근본적 믿음, 즉 왜 모든 사람들로부터 사랑받는 것이 그렇게 중요한가? 그가 이런 믿음을 가지게 되어 얻는 장점과 단점은 무엇인가 등에 대해 생각해보도록 함으로써 매번의 상황을 너무 심각하게 받아들이지 않게끔 돕고, 스트레스 강도를 줄여 그를 압박하는 주위의 상황을 '스트레스를 받는 환경'보다는 '풀어야 할 문제'라는 개념으로 생각하게끔 해주는 것이다. 치료사는 환자의 문제를 해결하기 위해 그가 활용할 수 있는 여러 가지 전략을 생각할 수 있도록 도와준다.

### 근본적인 믿음에 영향을 주기

물론 스트레스 관리 프로그램의 목적이 개인의 근본적인 믿음을 포기하도록 유도하는 데 있는 것은 아니다. 실질적으로 이것은 불가능하다. 사실, 성공과 인정 혹은 완벽에 대한 욕구는 그 자체가 사회에 제대로 적응할 수 있도록 해주는 요소들이며 교육이 권장하는 가치들이다.

이런 믿음들은 개인의 의식 속에서 절대적으로 작용할 때 지나친 스트레스 원인이 되며, 현실이 이 명령들과 갈등을 일으킬 때마다 강한 스트레스 반응이 일어난다. 따라서 스트레스 관리는 자신의 믿음을 포기하도록 만드는 것이 아니라 오히려 그것들을 덜 강압적인 가치로 인식시켜, 완벽에 이르지 못하는 것이 그래도 참을 만한 상황이라는 점을 받아들이게 한다. 예를 들어 어느 회사의 중역은 자신의 기대만큼 사회적으로 성공하지는 못했어도 일상 생활에서 만족을 느낄 수 있다.

## ✤ 엘리스의 합리정서적 치료법

근본적 믿음의 접근은 베크 식의 방법에서 정서 장애 치료법의 마지막 단계에 속한다. 미국의 심리학자인 앨버트 엘리스는 반대로 이것을 그의 접근법의 최초 국면으로 삼는다. 그는 60년대에, 사람들 앞에 나서기를 두려워하고 여성들을 만나기 쑥스러워하는 자신의 장애를 치료하는 데 자신이 개발한 방법론을 적용하고 그것을 더욱 발전시켰다.

### 비합리적인 생각

그는 정신분석을 포함한 여러 가지 치료법을 연구한 후, 대부분의 부정적 감정은 '비합리적 생각' 에서부터 비롯된다는 결론에 이르렀다. 이 생각들은 자신과 타

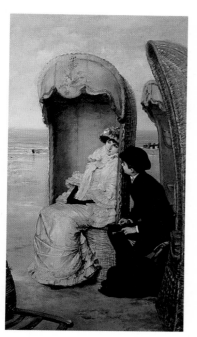

앨버트 엘리스라는 연구자는 여자들과의 만남을 어려워하는 자신의 사례에 기반하여 합리적인 치료법을 개발했다.

〈고백〉, 빈센트 팔마롤리,
마드리드, 프라도박물관

중요한 근본적 믿음

어떤 사람이 자신의 근본적 믿음을 인식하고 그것을 말로 표현할 때, 그것은 개인의 가치관 또는 자신과 세계에 대한 엄숙한 선언이 된다.

· "내가 하는 모든 일에서 성공해야 한다." (능력에 대한 믿음)
· "행복하려면 모든 사람들에게 사랑받아야 한다." (자율권에 대한 믿음)
· "사회적으로 성공하지 못하면, 완전히 실패한 것이다." (인정받는 것에 대한 믿음)

인, 그리고 세상이 반드시 어떠해야 한다는 독단적 믿음이며, 여러 상황들을 성공이나 실패냐와 같이 흑백논리로 보게 만든다. 엘리스는 이런 유의 '비합리적 생각들'을 크게 세 범주로 나눈다.

- 자신에 관하여 : "나는 내가 하는 모든 일에 성공해야 하고 다른 사람들에게 인정받아야 한다. 그렇지 않다면 보잘것없는 인생에 불과하다."
- 주변인들에 대해 : "사람들은 내게 사려 깊고 친절하게 대해야 한다. 그렇지 않다면 그들 모두 준엄한 심판과 처벌을 받아야 한다."
- 세상에 대해 : "나는 주변에서 내가 원하는 것을 편안하고 신속하고 쉽게 얻을 수 있어야 한다. 내가 원치 않는 일이 일어나서는 안 된다. 그렇지 않으면 삶은 짜증스럽고 세상은 썩어 무너지는 듯할 것이다. 그것은 정말 참을 수 없는 일이다."

### 부정적인 감정과 비합리적 사고 사이의 관계

엘리스는 자신의 치료법을 환자에게 적용하면서 그가 자신의 부정적 감정 상태와

## 스트레스 관리 비망록

스트레스 관리 프로그램에 참가하는 사람들은 비망록을 쓰도록 요청받는다. 이는 베크가 우울증의 인지적 치료에서 제시한 방법을 따르는 것이다. 비망록을 통해 참가자들은 다음과 같은 요인을 점검할 수 있으며, 이로써 스트레스 요인을 보다 잘 밝힐 수 있게 된다. 상황, 스트레스 반응과 그것의 정서적·인지적 요인, 자동 사고와 처신.

프로그램이 진행됨에 따라, 대상자는 다른 두 항목을 추가할 수 있다. '관리' 항에는 자신의 스트레스 반응 관리를 위해 한 일을 적고, '재평가' 항에는 스트레스를 관리한 이후에 나타나는 자기 감정에 대해 새롭게 평가한다.

| 날짜 및 시간 | 상황 | 감정(1-5) | 자동 사고 | 행동 |
|---|---|---|---|---|
| 월요일 10시 | 주문한 책이 아닌 엉뚱한 책을 받음 | 화남(3) | 이런 일은 나한테만 생긴단 말이야, 바보들 같으니! | 책을 집어던져 버렸다. 몸마저 긴장하는 듯했다. |
| 화요일 19시 | 남편이 다른 도시로 전근 제의를 받았다고 알려줌 | 불안함(4) | 왜 침착할 수 없을까? 그렇게 될 수 없을 거야. | 그 문제를 이야기하기 전에 산책이나 다녀오자고 제안했다. |

이 감정의 원인인 비합리적인 사고 간에 연관을 지을 수 있게끔 유도했다. 그런 다음, 여러 방법을 통해서 그의 비합리적인 생각을 문제삼았다. '집에서 실천하는 일들'과 그의 상황에 초점을 맞춘 역할극을 통해 대상자는 치료사의 조언으로 선택된 여러 상황에서 자신의 비합리적 생각들이 상황에 도움이 되는지 여부를 실험하게 될 것이다.

## ✚ 문제 해결

스트레스 관리의 모든 인지적 접근법은 그것을 실행하는 어느 단계에 이르러 문제 해결을 요구한다. 그것은 이 접근법이 스트레스 요인의 정체를 밝히고 이 문제에 대해 여러 해결책을 찾는 전략적 접근법이기 때문이다.

### 문제의 정의와 유형화

이 단계는, 스트레스를 받은 사람이 자신의 상황을 과장되게 보려 하거나 종종 적절하지 않은 과격한 해결책을 구하려는 경향이 있을 때 더욱 필요하다.

예를 들어, 간호사 일을 하는 부인과 전기기술자로 일하는 남편 마크는 업무에 대한 스트레스 때문에 경제적으로 힘들더라도 시골로 내려가는 게 나을 거라

스트레스 면역 훈련(SIT. Stress Inoculation Training)은 도널드 마이켄바움이라는 캐나다의 한 심리학자가 개발했는데, 다음의 세 가지 연속적인 단계로 이루어져 있다.

#### 개념화

치료사는, 스트레스를 받은 대상자에게 그가 받은 스트레스의 원인(환경 또는 스트레스를 주는 생각), 스트레스 반응(인지적 · 행동적 · 생리적 요인들), 그리고 이에 대한 대응(문제 또는 감정에 초점을 둔 대처 전략)을 구분하면서 상황을 잘 분석할 수 있도록 돕는다.

#### 능력의 습득과 반복

이 단계에서 대상자는 상황의 요구나 그 자신의 능력에 맞게, 자신의 문제와 감정 상태에 초점을 맞춘 전략을 배운다. 마이켄바움은 스트레스를 줄이고 문제를 해결하겠다는 마음가짐을 유지하기 위해서는 '내면적 대화'가 중요하다고 말한다. 이것이 바로 그가 말하는 자기 지도 훈련이다.

#### 응용과 후속 조치

대상자는 자신이 습득한 훈련을 상상을 통해 스트레스의 원인에 적용시킬 수 있다. 그는 치료사와의 역할극을 통해 해결책을 찾아보고 마지막으로 실제 상황에서 이 방법을 실천해볼 것이다. 마이켄바움의 방법은 실제적으로 완전한 스트레스 관리 프로그램이다. 왜냐하면 인지적 방법에 다른 스트레스 관리 방법을 더했기 때문이다.

는 생각을 가끔 한다. 문제를 다시 짚어보니, 이런 결론이 나왔다. "나는 언제나 고객의 요구 사항을 빨리 해결해야 한다는 강박관념에 시달렸고, 집에 돌아와도 아내와 아이들을 돌봐야 한다는 의무감에 사로잡힌다." 결국 마크의 문제는 "나는 업무가 주는 부담을 더 이상 견딜 수 없다"가 아니라, "나는 직장과 가정에서 언제나 다른 사람들의 요구에 억눌려 있다고 느낀다"라고 정리될 수 있다.

**대안 해결책의 수립**

여기에서 필요한 조치는, 일단 자신이 가진 부정적 생각을 접어두고 문제 해결을 위해 최대한 자세하고 다양한 해결 방안을 수립하는 것이다.

**해결책의 선택**

각각의 해결책은 장점과 단점(결과와 실행 가능성)에 따라 평가하고, 하나 또는 여러 개를 선택한다. 마크는 세 개의 해결책을 선택했다.

- 보모를 두어서 학교에서 돌아오는 아이들을 맡긴다.
- 고객들과의 약속 시간을 자신에게 좀더 유리하게 정한다.
- 주말에는 가끔 아이들을 양가 부모님께 맡긴다.

**확인**

이 국면에서는 선택한 결정을 실행하고 평가한다. 마크의 경우 '보모'와 '부모'를 통한 해결책은 현실적으로 실현 가능하면서 도움이 된다. 반면 업무 면에서는 고객을 놓칠까 두려워 약속 시간을 지나치게 짧게 잡는 경향은 여전하다고 한다. 이에 대응하여 그의 치료사는 그의 협상 능력을 키우기 위한 역할극을 제안했다.

예를 들어, 말을 더욱 큰소리로 하거나 손으로 책상을 신경질적으로 두드리는 행동 등 스트레스를 받는 사람이 하는 행동은 그의 스트레스 증상 중의 하나가 될 수 있다. 하지만 행동은 또한 스트레스가 늘어나는 원인이 될 수도 있다. 예를 들어, 자신의 생각을 명확히 드러내지 못하는 경우나 화를 내는 경우, 자신의 일정을 지나치게 빡빡하게 정하는 경우 등을 들 수 있다.

## ✚ 행동 수정하기

대다수의 스트레스 관리 프로그램들은 대상자의 행동을 스트레스 증상 또는 원인으로 받아들이고 이를 바꿀 것을 제안한다. 행동을 바꾸는 요령은 다음과 같다:

- 감정 상태에 집중한다. 연설자는 좀더 차분하게 말하려고 애씀으로써 스트레스 정도를 줄일 수 있다. 공부에 몰두하는 학생은 가벼운 산책을 하면서 시험 전의 불안감을 줄일 수 있을 것이다.
- 그 문제에 집중한다. 직장 동료가 회의중에 자주 당신의 말을 끊는다면 그에게 직접 당신의 불편한 심정을 얘기하고 그 행동을 못하게 함으로써 당신의 스트레스 원인을 없애는 데 힘쓴다.

### 심 리 치 료 의 원 조 : 쿠 에 의 방 법

에밀 쿠에(1857~1926)는 평범한 약사였는데, 플라시보 효과에 관심을 가지면서 암시와 최면의 힘에 흥미를 느끼게 되었다. 이때부터 그는 치료 수단으로 암시를 연구해 마침내 자신만의 방법을 개발했다. 대상자는 매일 아침 큰소리로 다음과 같이 외친다. "모든 면에서 나는 나날이 발전하고 있다." 여기서 중요한 점은, 대상자가 의식적으로 자신의 구호를 믿으려고 애쓸 필요가 없고 그것을 의식적으로 이해할 필요도 없다는 것이다. 이런 방법은 심리학적 측면에서 '암시' 즉, '무의식적인 과정'을 통해 생각을 실감하는 것'이다. 쿠에는, 대상자가 '모든 점'을 반복하면서 '무의식적으로 그 말이 머릿속에 새겨질 수 있도록' 해야 하며 그 과정 속에서 구호는 효력을 발휘한다고 말한다. 그는 무력한 의지와, 무의식에 의해 작동되는 상상력은 구분되어야 한다고 주장한다. "의지와 상상력이 싸우면, 어떤 식으로든 상상력이 승리를 거둔다." 쿠에의 생각은 결론적으로 인지적 혹은 행동적 접근법보다는 정신분석적인 접근법에 더욱 가깝다. 그의 방법은 당시 대단한 성공을 거두었다. 그는 많은 강연회를 개최했으며, 파리, 낭시, 브뤼셀 그리고 런던에 연구소를 두었다.

• 종종 두 가지 방법이 병행된다. 앞의 예에서 볼 때, 대상자는 동료에게 자신의 불편한 심정을 말함으로써 문제를 관리하면서 감정 또한 다스리게 된다. 반감을 마음에 담아두는 것보다 불편한 심기를 겉으로 드러내 스트레스 원인인 부정적 감정을 줄일 수 있게 된다. 스트레스 관리 프로그램에는 A유형과 같은 스트레스를 받은 사람에게 적합한 두 가지 중요한 행동 전략이 있다. (참고 60쪽)

## ✚ 스트레스 반응의 대응 행동 선택

이 전략은 대상자가 자신의 스트레스가 커진다고 느낄 때 취하는 행동 전부를 포괄한다. 이완이 스트레스 반응의 심리적 대응 반작용을 유발하는 것처럼, 이 행동은 스트레스 증상으로 나타나는 행동들에 대응한다.

### 천천히 하기

스트레스가 심해지면, 말하고, 걷고, 음식을 먹는 등의 일상적 행동이 별 필요도 없이 빨라지게 된다. 이런 점을 의식하면서 모든 일을 천천히 하려고 애를 쓰면 스트레스를 받는 느낌은 줄어들 것이다. 식사를 천천히 하려고 하거나 말할 때 차분하게 이야기하고, 느릿느릿 걸으려 애써본다면 스트레스를 줄이는 효과가 있을 것이다.

### 일상의 작은 즐거움을 맛보기

좋아하는 사람에게 전화를 하거나 재미있는 신문기사를 읽는 일, 가벼운 산책을 하거나 몸의 긴장을 풀어주는 일은 스트레스 반응에 대응하여 긍정적인 감정을 유발하는 소일거리들이다.

### 스트레스를 주는 상황에서 벗어나기

가끔은 스트레스 원인에서 잠시 떨어져 있는 것이 스트레스 반응으로 허둥대는 것보다 나은 경우가 있다.

### 미소 짓기

얼굴 표정에는 우리의 감정이 쉽게 드러난다. 편안한 표정으로 미소를 지으면 어느 정도 느긋한 기분을 느낄 수 있다. 사실 미소를 지으면서 슬프거나 불안한 생각을 하기는 쉽지 않다.

스트레스를
줄이려면
행동 방식을
바꿔야 할까

## ✚ 관계 행동의 세 가지 유형

사람들을 각기 특징짓는 행동 양식이 모두 비슷한 것처럼 보여도 대부분은 처한 상황이나 스트레스 정도에 따라 행동 양태는 달라진다. 사장과 대면할 때에는 주눅이 들고, 마음맞는 동료와 함께 있으면 자신감이 넘치며, 스트레스가 쌓여서 공격적이 되었다가도 집에 돌아와서 가족과 함께 있을 때는 자신감을 되찾는 경우도 있다. 따라서 아래의 세 유형의 행동이 차례로 나타날 수 있다.

### 주눅 든 행동

- 자신의 입장을 분명히 표현하지 못한다.
- 상대와의 관계를 위해 자신의 것을 희생한다.
- 상대방으로부터 배려를 얻지 못한다.

### 자신 있고 확신에 찬 행동

- 자신의 입장을 분명하게 표현한다.
- 자신이 바라는 바와 상대와의 원만한 관계를 동시에 희망한다.
- 상대방으로부터 인정받고 존중받는다.

### 공격적인 행동

- 자신의 입장을 분명하게 표현한다.
- 상대와의 관계보다는 자신이 원하는 바를 더 중요하게 생각한다.
- 상대방이 두려워하거나 싫어한다.

---

주 변 사 람 들 과 제 대 로 소 통 하 는 법 : 자 신 에 찬 태 도

자신에 찬 행동은 상대방의 입장을 생각하면서도 자신의 의견이나 요구, 감정을 당당히 드러내고 표현하는 행동 유형을 가리킨다. 비슷한 의미로 흔히 쓰이는 말은 자기 긍정이다. 이렇게 분명하며 긍정적인 행동은 자신의 입장을 함부로 드러내지 못하는 주눅 든 행동과 상대방의 입장을 고려하지 않고 자신의 입장만을 거칠게 표현하는 공격적인 행동의 중간 유형이다.

**같은 상황에서 나타나는 세 가지 다른 행동 유형**

친구가 우연히 당신에게 전화를 걸어 당신이 아는 다른 친구들과 레스토랑에서 저녁식사를 함께 하고 싶다고 말한다. 당신은 매우 지쳐 있고 가족과 조용히 쉬고 싶다. 당신은 이런 생각을 친구에게 설명하지만 친구는 계속 고집을 부린다. 더구나 식사하러 가기 전에 당신 집에 들르겠다고 말한다.

- 주눅 든 태도 : "그래, 알았어. 그럼, 저녁 7시쯤 들러."
- 자신감 있는 태도 : "나도 이런 얘기 하는 건 정말 싫어. 하지만, 오늘 저녁에는 정말 너희들을 만날 수가 없어. 좀 쉬어야겠어. 오늘은 꼭 그래야 할 것 같아."
- 공격적 태도 : "이봐, 내가 안 된다고 그랬잖아. 그러면 안 되는 거야. 난 정말 피곤하다구. 그러니까 고집 부리지 마. 잘 알았지?"

스트레스를 받는 사람은, 보통 자신의 생활을 빡빡한 일정과 항상 다급한 기분, 늦을지 모른다는 걱정 등으로 표현한다.

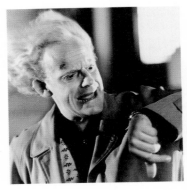

〈백 투 더 퓨처〉, 로버트 저메키스,
카이에 두 시네마 콜렉션

## 효과적인 위임

완벽주의자들이 실천하기에는 힘든 방법이지만 시간을 절약하고 스트레스를 관리하는 데 탁월한 효과가 있다.

- 내키지 않는 일만 남들에게 맡겨서는 안 된다. 이런 성향은 자연스러운 욕구이지만, 주변 사람들이 일할 의욕을 잃어버릴 수도 있다. 오히려 본인이 좋아하는 일을 그들에게 맡기는 편이 낫다. 그러면 나중에 귀찮은 일도 잘 맡아서 해줄 것이다.

- 일을 맡기는 목적과 기간을 잘 정해야 한다. 그래야 지나치게 거기에 신경을 쏟거나 아니면 그 일에 무책임해지는 걸 막을 수 있다.

- 일의 진행 과정보다는 결과를 관리하라. 주변 사람들은 자기 일에 어느 정도 자율권을 가질 때 더욱 동기 부여를 얻게 된다.

## ✚ 스트레스 관리에 응용

위의 예에서, 주눅 든 행동 성향을 가진 사람은 하루 업무가 끝난 후에 두 종류의 스트레스를 더 받을 것이다. 하나는, 별로 같이 있고 싶지 않은 사람과 함께 식사하는 일이고, 다른 하나는, "나는 항상 다른 사람이 하자는 대로 해줘야 해"라는 무의식적 생각에 빠져 있는 것이다.

공격적인 행동 성향을 지닌 사람은, 자신이 독단적인 행동을 한 이후에 친구들과의 관계가 멀어져 받는 스트레스와, 그들과 화해해야 할지 망설이는 데서 오는 피곤함, 그리고 "화를 내지 말았어야 했는데"라는 후회 때문에 나중에 스트레스를 받기 쉽다. 반면, 자신의 행동에 확신을 가진 사람은 편안한 저녁 시간을 보내면서도 친구들과의 돈독한 관계도 해치지 않는다.

### 자기 자신을 긍정하는 태도가 우선되어야 한다

자신에 대한 긍정은 스트레스 관리의 기본이다. 우리가 받는 대부분의 스트레스는 타인들과의 관계에서 비롯되기 때문이다. 따라서 대부분의 스트레스 관리 프로그램은 자기 긍정의 프로그램을 포함하고 있으며, 그 이유는 두 가지 정도로 요약될 수 있다.

• 자신을 긍정하는 것은 스트레스 상황에 초점을 둔 전략이다. 공격적이지 않은 태도로 상대에게 요구하고 거절하고 비판하는 방법을 잘 알아야 한다. 이로써 다른 사람들에게 받는 스트레스를 줄일 수 있다.

• 자기 긍정의 태도는 정서 상태에 초점을 맞춘 전략이다. 사실, 자신을 긍정하는 태도는 스트레스 상황에서 비롯되는 불안감과 분노를 줄이는 데 큰 역할을 한다.

### 화를 자주 낼 때 발생하는 부정적 영향

화를 자주 내면 심장혈관 체계에 좋지 않은 영향이 있다는 연구 결과가 나옴에 따라, 학자들은 스트레스를 줄이기 위해서는 부정적인 감정도 솔직하게 표현하는 것이 중요하다는 점을 강조하고 있다. 실제로, 화를 자주 내면 심장혈관의 위험을 높이는 것 같지만, 감정을 잘 표현하지 않고 삭혔을 때는 건강에 더 안 좋은 영향을 끼친다고 한다.

### ➕ 시간이 주는 중압감 줄이기 : 시간 관리

스트레스를 받는 사람들은 항상 자신의 생활이, 빡빡한 일정과 언제나 쫓기는 기분, 늦을지 모른다는 걱정 그리고 사소한 일 때문에 정작 중요한 일은 못하고 있다는 생각에 사로잡혀 있다. 이런 스트레스 원인을 전부 피할 수는 없다. 특히 직장일을 마친 후 가사와 육아를 모두 도맡아야 하는 여성들의 경우는 더욱 그렇다. 하지만 시간을 보다 효율적으로 꾸려간다면 스트레스 원인은 상당히 줄어들 수 있을 것이다.

#### 시간 활용을 점검하라

당신의 일정표를 점검하라. 당신이 직장 생활과 가사일에 할애하는 시간은 어느 정도인가? 출퇴근에 걸리는 시간은 어느 정도인가? 당신이 시간을 낭비한다는 느낌을 받을 때는 언제인가? 당신이 개인적으로 혹은 직업적으로 그리고 가족과의 연관 관계에서 우선시하는 일은 무엇인가?

#### 당신의 우선 과제를 중심으로 계획을 세워라

일단 우선 과제가 정해지면, 일정표에 이 일을 위한 시간을 '비워' 놓아라. 그리고 이 시간은 절대 취소할 수 없는 중요한 약속으로 생각하며 철저히 지켜라. 하루 중 일의 능률이 가장 오르는 황금시간에 가장 중요한 일을 하라. 정기적으로 당신의 일정표를 점검하라. 이는 시간 관리를 잘하는 지름길이다.

#### 좀더 자주 "아니오"라고 말하라

무리한 일정에 시달리는 경우는 누군가 일을 맡길 때 자신의 시간에 대해 깊이 생각하지 않고 대답한 경우에서 종종 비롯된다. 거절하지 못하는 습관은 잘못된 믿음이나 자기 긍정의 부족에서 비롯될 수 있다.

## 스트레스 완화 기제

스트레스를 완화하는 기제는 스트레스에 대한 전반적인 저항력을 높여주는 생활 습관들이다. 스트레스를 받는 상황에 놓인 경우, 생활 속에서 스트레스를 완화할 수 있는 기제를 많이 가진 사람은 심적 고통을 덜 심하게 느끼며 스트레스 완화 기제가 전혀 없는 사람보다 더 효과적인 대처를 하게 된다. 우리의 일상 생활 속에서 유지해야 할 스트레스 완화 기제는 네 가지 범주로 분류될 수 있다.

## ✚ 위생적이고 건강한 생활 태도

건강을 유지하는 데 도움이 되는 모든 생활 습관들은 중요하다. 식생활을 잘 관리하고 규칙적인 운동을 하는 것은 몸의 저항력을 키우면서 스트레스를 관리하는 데 도움을 줄 것이다.

### 스트레스에 대한 저항력을 높이는 식생활

시간이 지나면서 먹거리의 위생 검열이 보다 엄격해지고 품질이 향상되면서 우리의 식생활도 눈에 띄게 나아졌다. 하지만 영양학자들은 현대인의 식생활에서 유해한 3가지 요소를 다음과 같이 꼽고 있다.

- 섬유질의 부족 : 음식의 섬유질은 장의 활동을 원활하게 하고 지방질의 흡수를 제한하며 결장암의 위험을 줄여준다.
- 칼로리 비율에서 지방질 특히 생선과 날짐승을 제외한 동물성 지방 속에 있는 포화 지방질의 과다한 비중 : 지나친 지방 소비는 심장병 위험의 요인이 되며 비만과 각종 암을 유발한다.
- 가공 식품에 함유된 소금의 과다한 소비 : 어려서부터 시작되는 소금의 과도한 섭취는 고혈압의 위험을 높인다.

스트레스를
어떻게 하면
더욱 잘 견딜 수
있을까?

---

여 러 가 지 화 의 유 형

카센터에서 벌써 두 번이나 당신이 고쳐달라고 요구한 부분을 전혀 손보지 않았을 때, 당신은 기분이 상할 것이다.

· 사례 1: 언짢은 기분으로, "어, 여기가 아직도 수리가 안 됐네요." (화를 참으면서)

· 사례 2: "아니, 여기 수리하라고 제가 말했잖아요! 어이가 없어서! 도대체 고객을 뭘로 보는 거예요? 일하기 싫으면 싫다고 말하지 그래요!" (공격적인 자세)

· 사례 3: "이봐요, 정말 기분 나쁘네. 이걸 수리해달라고 벌써

두 번이나 얘기했잖소!" (자신의 화난 감정을 확실하게 표현함)

사례 3과 같이 화난 감정을 표현할 때는, '나' 자신이 느끼는 감정을 드러내는 데 반해, 사례 2와 같이 공격적인 태도로 상대를 비난할 때는 '당신'이라는 말을 사용하며 상대의 잘못을 지적한다. 사례 3의 경우에는 카센터 직원과의 타협이 가능하다.

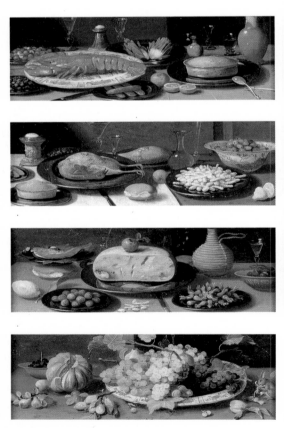

〈정물화(네 개의 그림)〉
얀 밴 케셀, 셰르부르, 토마 앙리 미술관

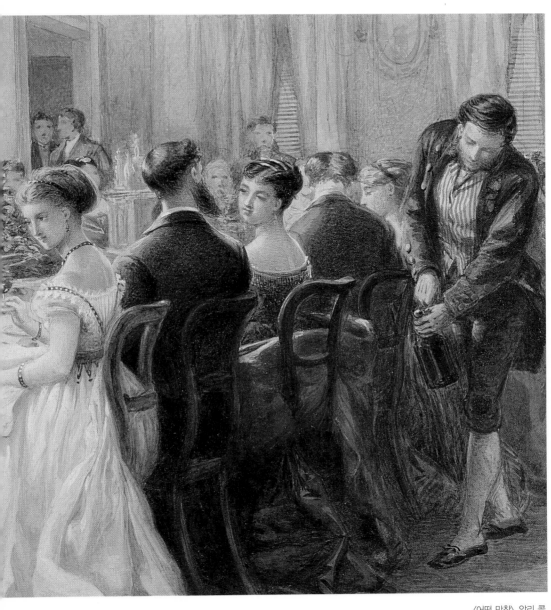

〈어떤 만찬〉, 앙리 콜.
쳅스토우, 필리프 게일 파인 아트

**음식물을 잘 섭취해서 스트레스 저항력을 높인다.**
적당한 영양 공급을 위해서는 섬유질, 생선, 복합 탄수화
물, 식물성 기름과 채유식물과 같은 성분이 들어 있는 음
식을 먹는 것이 좋다.

## 건강을 지켜주는 음식

적당히 영양을 공급하기 위해서는 다음의 음식들을 먹는 것이 좋다. 이런 음식들은 심장병과 갖가지 암 예방에 많은 도움이 된다.

- 섬유질(밀빵, 곡류, 과일과 채소)
- 등 푸른 생선
- 복합 탄수화물(빵, 현미, 완두, 강낭콩 등)
- 식물성 기름

## 운동의 생리적 효과

운동이 스트레스를 완화하는 데 중요한 이유가 몇 가지 있다. 운동은 스트레스 반응의 생리적 산물을 자연스럽게 활용한다. 근육을 쓰면 특히 다음과 같은 효과가 있다.

· 스트레스 호르몬(아드레날린과 부신피질 호르몬)이 혈액 속에 방출한 자유 지방산을 소모한다. 이 호르몬들은 운동으로 소모되지 않으면 근육 경련을 유발하는 다른 지방질 산물로 변형될 것이다.

· 심장 활동을 원활하게 해준다. 심장 박동 기능이 최적의 상태에 이르고 혈압 상승이 제한된다. 반면, 운전기사와 같이 신체의 활동량이 적은 사람들일 경우, 스트레스를 받으면 혈압의 충격이 그대로 쌓이게 된다.

### 운동을 통해 이완 상태에 이른다

적당히 운동을 한 후에는 기분 좋은 신체의 이완감과 마음의 평온함이 뒤따른다. 운동 후 느껴지는 이런 이완감은 몇 가지 원인에서 비롯된다고 학자들은 말한다.

· 몸을 움직이면, 스트레스 반응을 일으키는 교감 신경계가 활성화된다. 그러므로 운동 후에 편안한 기분을 느끼는 것은 이완 작용에서와 같이 스트레스 현상의 반대급부로 나타나는 부교감 신경계의 활성화에 의한 것이다.

· 운동을 마친 후에 근육의 긴장이 줄어들면, 제이콥슨의 방법에서 본 메커니즘에 의해 심리적 이완 상태가 오게 되어 근육 섬유의 긴장에 대한 자기 수용 감각이 줄어든다.

· 에어로빅과 같은 운동을 지속적으로 하면 엔도르핀이 생성된다. 엔도르핀은 마치 아편을 흡입한 효과를 내며 스트레스 반응을 억제시키고 기분을 즐겁게 유지시켜준다. 조깅을 규칙적으로 하는 사람이 운동을 그만둘 때 긴장과 신경 과민 상태를 호소하는 경우가 가끔 있다. 학자들은 이를 엔도르핀 생산의 감소로 인해 생겨나는 '이유(離乳) 증후군' 때문으로 판단한다.

## 하루 한 가지의 즐거움

대기업 컨설턴트이며 캐나다 출신의 스트레스 관리 전문가인 에델 로스키즈는 어느 회사 간부들의 스트레스 치료를 위한 프로그램에서 다음의 표어를 소개했다. "하루에 기쁨 한 가지는 스트레스를 물리친다." 하루에 즐거운 일이 하나만 있어도 스트레스를 잊을 수 있다는 말이다(이는 "하루에 사과 한 개면 의사를 멀리하게 된다"는 영국 속담을 재미있게 고친 것이다. 하루에 사과 한 개씩을 먹으면 의사를 찾지 않아도 된다는 말에는 건강에 대한 올바른 메시지가 담겨 있다.

## 삼가야 하는 음식

반면, 몇 가지 음식은 되도록 적게 먹어야 한다.

- 설탕, 제과류
- 제육, 기름진 육류, 버터, 소스
- 굽거나 훈제한 음식
- 모든 종류의 술

## 규칙적인 운동

스포츠 전문의에 따르면, 심장을 건강하게 유지하기 위해서는 자신의 최대 심장 박동수의 60퍼센트의 수준(최대 심장 박동수＝220—나이)으로 운동을 적어도 20분 동안 일주일에 3번 하면 충분하다고 한다. 이를 위해서는 의사에게 조언을 구하라.

## 운동을 할 때 유의해야 할 여섯 가지 사항

- 의사의 조언을 참고 삼아 실현 가능한 목표를 세워라. 점진적으로 강도를 높여라. 오랫동안 운동을 하지 않은 상태라면 당장에 쉬지 않고 15분을 뛰는 식의 운동을 삼가고 5분을 뛰었으면 5분은 걷는 것이 좋다.
- 하나를 정하기 전에, 걷기, 헬스, 과거에 했던 운동 등 가능하면 여러 종류의 운동을 시험 삼아 해보는 것이 좋다. 될 수 있으면 다른 사람과 같이 시작하라.
- 건강설계사의 조언을 따르거나 공인된 방법에 따라 운동 계획을 세워라.

## 자 기 긍 정 훈 련 집 단

자기 긍정 훈련은 한두 명의 치료사나 조교의 감독하에 보통 단체로 실시된다. 훈련이 진행되면 사교 능력으로도 불리는 대상자의 여러 대인 행동들이 문제시된다.

- 요구하기와 거절하기
- 대화를 시작하는 법과 중단하는 법
- 좋은 감정 혹은 나쁜 감정 표현하기

그룹 단위로 이 프로그램에 참가한 대상자들은 일상의 스트레스 상황을 통해 대인 관계에서의 행동 요령에 대한 훈련을 받는다. 직장 동료, 거래처, 친척 등과의 관계가 스트레스 상황으로 등장한다.

매번 훈련이 끝날 때마다 참석자들은 '과업' 즉 일상의 여러 가지 상황에서 참고할 만한 행동 리스트를 받으며, 다음 훈련 때에는 그에 관한 보고서를 제출한다.

- 운동 후에 할 수 있는 즐거운 일을 계획해보라. 그러면 좋은 동기 부여가 될 것이다.
- 집에서 운동을 할 생각이라면, 일정한 장소에서 정해진 시간에 해야 한다. 습관이 되면 "해야 된다"는 부담은 줄어들 수 있다.
- 당신의 계획에 차질이 생겨 프로그램을 따라갈 수 없다면 포기하지 말고 당신의 상황에 맞게 고쳐라. 다이어트나 금연처럼 계획이 무산되지 않도록 관리하는 것이 중요하다.

## 위험한 행동을 줄이거나 멈추기

담배와 술은 손쉽게 이용할 수 있는 스트레스 완화제이긴 하지만 동시에 스트레스를 유발하는 원인이 되기도 한다. 심장병, 호흡 장애, 폐암, 후두암 그리고 요도암 등 담배의 경우 건강에 유해한 결과는 오랜 시간이 지난 후에야 나타난다.

술은 교통사고, 산업 재해, 결근과 실직, 이혼과 부부 폭력 등 단기간에 스트레스성 사건의 주범이 된다. 보다 오랜 기간에 걸쳐 겪게 되는 우울증, 자살, 소화 및 신경계 질병, 암 등이 음주벽으로부터 비롯된 서글픈 결과이다. 이런 끔찍한 이야기만으로는 이 위험한 행동들을 줄이기에는 역부족이다. 흡연과 과음은 치료하기 힘든 다른 약물 중독과 같은 속성이 있기 때문이다.

〈축원〉, F. A. J. 보뎅, 1879, 투르쿠엥, 보자르미술관

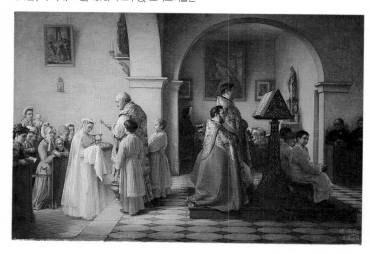

신앙의 효과를 보면, 종교가 스트레스 완화 기제라고 생각된다.

## ✚ 여가와 즐거움

좋아하는 일을 하는 것은 스트레스를 줄이고 즐거운 기분을 유지시켜 건강에 긍정적인 영향을 준다. 이는 또한 일상의 근심을 없애준다. 여가와 취미 활동을 찾으라는 얘기는 너무나 상식적인 조언이지만, 현실에서 이를 실천하기는 만만치 않다.

하루 종일 출퇴근과 직장 생활에 시달린 다음에는 식사를 준비하고 아이들을 돌보고 경우에 따라서는 나이 많은 부모를 봉양하는 일까지 더해져서, 요즘 사람들은 여가와 오락에 시간 낼 틈이 거의 없다. 시간이 나더라도 너무 피곤해서 여가로 이용할 엄두를 내지 못한다. 이 문제는, 여가 또한 생활의 중요한 일부로 생각하는 사고방식과 경우에 따라서는 의무적인 일도 거절하거나 남에게 부탁할 수 있다는 분명한 태도와 연관된다.

## ✚ 사회적 후원

사회의 후원이란 의미는 스트레스 상황에 보다 잘 대처할 수 있도록 도움을 주는 주변 사람들과의 모든 관계를 가리킨다. 어떤 연구 결과에 따르면, 사회적 후원이 잘되어 있을 경우, 건강과 장수에 도움을 주며 또한 우울증이나 다른 병리 현상도 줄일 수 있다고 한다. 현재는 사회적 후원의 가장 효과적인 구성 요인은 무엇이며, 그것이 어떤 방식으로 작용하는지를 분석하는 연구가 진행중이다.

---

### 사회적 후원의 여러 형태들

학자들은 사회적 후원을 구성하는 네 가지 근본적 요소들을 다음과 같이 밝히고 있다.

· 사회적 정보 : 취업의 기회, 변호사 주소 등 친구들이 전해주는 정보를 통해 스트레스 상황을 보다 잘 극복한다.

· 물질적 원조 : 예를 들어 돈을 빌려주거나 아이를 봐주는 일 등.

· 정서적 후원 : 자신과 가까운 사람에게 궁금한 사항이나 고통을 털어놓을 수 있는 것은 가장 즉각적인 스트레스 완화 기제 중 하나이며, 우울증을 예방하는 요소이다.

· 상호 존중 : 이는 근본적인 욕구로서 심리학자 매슬로에 따르면, 다른 사람을 존중하는 태도는 자신이 존중받는 데에도 영향을 주며 한층 더 수준 높은 위기 관리 능력을 갖게 한다.

## ✚ 종교와 가치 체계

신앙과 종교는 우리가 늘 가까이 하면서도 어렵게 느끼고 있는 역사적이고 철학적인 담론이다. 하지만 스트레스 관리라는 관점에서 종교의 효과를 볼 때, 신앙은 스트레스 완화 기제와 같다는 생각이 든다. 여러 연구 결과에 따르면, 신자나 종교 생활을 하는 사람들은 그렇지 않은 사람들보다 정신병에 걸릴 위험이 낮다.

신앙심이 강한 사람들은 그렇지 못한 사람들보다 극한적인 상황에서의 위기 극복 능력이 더 뛰어난 것으로 나타났다. 한국전과 월남전이 끝난 후 의사들이 발표한 보고서에 따르면, 미군 포로들이 전쟁중 격리 수용과 세뇌 교육에 더 잘 버틸 수 있었던 것은 전쟁 이전에 가졌던 신앙심과 종교 활동 덕분인 것으로 나타났다. 정치적 신념 또한 극도의 스트레스 상황에서는 많은 도움을 준다. 정치적인 이유 때문에 경찰에 체포되어 고문당한 사람들 중, 과거 정치 참여의 경험이 없었던 사람들보다는 적극적인 정치 활동을 했던 사람들에게서 정신 장애의 빈도는 훨씬 낮게 나타났다.

종교를 통해 신자는 스트레스를 없애고, 종교 활동을 통해 얻게 되는 안식과 진정 효과, 사회적인 후원과 건강 유지를 위한 생활 습관 등을 얻게 된다. 이는 여러 측면에서 스트레스 완화의 역할을 하고 있다.

## 의약, 마약 그리고 스트레스

우리는 스트레스 반응이 일련의 생리적 현상을 유발한다는 사실을 알았다. 따라서, 몇몇 의약품을 포함한 여러 화학 물질들을 통해서 이를 개선시키고자 하는 것은 그리 놀랄 만한 일이 아니다. 그럼에도 불구하고 다음에서 살펴볼 몇몇 의약품을 제외하고 일반적인 경우에는 스트레스 관리를 위해 몸에 맞지 않는 물질을 사용하는 것은 바람직하지 않다.

## ✚ 스트레스 반응을 완화시키는 의약품

이 약품들은 의료 기관의 지시와 감독하에 사용되어야 한다. 이 약품들은 다른 의약품과 마찬가지로 치료에 도움을 주지만, 해가 되기도 하고 부작용을 일으키기도 한다.

### 벤조디아제핀

1960년에 시판되기 시작한 벤조디아제핀(BZD)은 불안증 치료에 일대 혁명을 가져왔다. 이 약은 심리치료제로서 뇌, 특히 스트레스 반응에 관계되는 대뇌 변연계에 작용하며, 인간은 물론 동물들의 불안감을 줄이는 데도 효과가 있다. 오늘날 시중에는 15종류의 벤조디아제핀이 유통되고 있는데, 각 종류마다 약효 기간에 차이가 있다. 이 약은 20여 년 동안 의사들이 즐겨 사용한 약품이지만 지금은 인기가 시들하다. 합법적인 마약이라는 점과, 중독성의 문제도 제기되고 있으며, 환자들의 치료를 위해 필요한 근본적인 원인 규명에 오히려 방해가 된다는 비난을 받았다. 이 약품은 장점과 단점을 잘 고려하여 필요한 사람에게 적정량만을 복용하도록 해야 한다.

### 벤조디아제핀의 장점

• 우울증이 빨리 나아지게 하는 데 효과적이다.

• 효과를 조절할 수 있다.

• 독성이 없다.

• 부작용이 거의 없다.

### 벤조디아제핀의 단점

• 졸음을 유발하며 복용량이 많을 때에는 주의력과 기억력에 문제가 생긴다.

## 수 렵 채 취 문 화 에 서 사 무 실 문 화 로 의 이 행

수십만 년 동안 우리는 하루에도 수십 킬로미터를 걷고 달리는 수렵 채취 생활을 했다. 자연적인 진화를 통해 우리의 몸은 이런 생활 방식에 가장 잘 적응하도록 조금씩 다듬어졌다. 오늘날, 걷고 달리는 데 알맞도록 발달한 이런 신체 기관은 사무실이나 지하철, 버스와 같은 곳에서 장시간 활동하지 못하는 현대의 생활 방식에 완전히 적응하지 못하고 있다. 이는 마치 동물원에 갇힌 짐승들의 상태와 같은 것으로 규칙적인 운동을 통해 해결해야 한다. 오랜 기간 동안 진행된 연구에 의하면, 규칙적인 운동은 기분과 자존심 그리고 두뇌 활동에 긍정적인 영향을 미친다고 한다.

- 술을 마시면 효능이 강해진다.
- 내성이 생기며 오랫동안 복용할 경우 중독의 위험이 있다.
- 장기간의 치료 복용을 갑자기 중단하는 경우 우울증이 재발한다.

### 벤조디아제핀의 부적절한 사용

대부분의 벤조디아제핀 부작용은 부적절하게 사용한 데서 비롯되는데, 다음의 경우가 대표적이다.

- 우울증 치료 : 벤조디아제핀은 우울증에는 효과가 없다. 실제적으로 우울증 환자에게 이 약을 투약한 경우 효과를 보지 못하며, 이 때문에 지나치게 많은 양이 사용되는 경향이 있다. 우울증 치료에는 다른 치료법이 더 효과적이다.
- 공포 장애 : 벤조디아제핀은 환자가 겪고 있는 장애를 극복하는 데 보조적인 수단은 될 수 있어도 공포 자체를 치료하지는 않는다. 공포에는 점진적으로 공포 상황에 노출시키는 데 초점을 둔 단기간의 치료법이 필요하다.

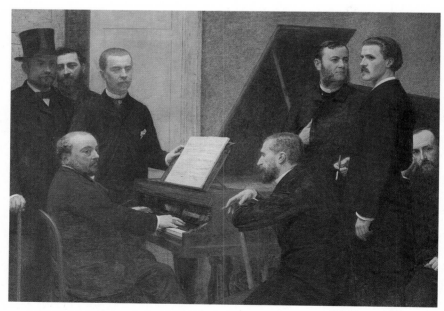

〈피아노 주변〉, l. 팡탱 라투르,
파리, 오르세 미술관

베타선 차단제는 집중력을 떨어뜨리지 않으면서도 스트레스 반응(특히 말을 더듬거나 진땀을 흘리는 경우 혹은 떨림)의 심리적 효과를 줄이거나 없앤다.

- 벤조디아제핀의 내성과 중독 문제는, 특히 불안증과 우울증 치료를 위해 이 약을 과다 복용한 사람이나 술과 아편 등의 물질에 중독 증세를 보이는 환자들에게서 나타난다.

## 벤조디아제핀을 사용하는 이유

사실 벤조디아제핀은 원인을 치료하지 않고 고통을 덜어주는 진통제라 할 수 있다. 그러므로 이 약을 사용하는 것은 합리적인 치료법이 아닐 수도 있다. 그럼에도 불구하고 이 약은 나름의 효용성을 지니고 있다.

- 고통을 감소시키는 것은 때로 우울감을 없애거나 치료 과정에서 효과가 나타나기를 기다릴 때 유용할 수 있다.
- 사소한 급성 통증에 진정제를 복용하는 것이 자연스러운 것처럼, 스트레스와 불안의 시간을 보다 수월하게 보내기 위해서 벤조디아제핀을 사용할 수 있다.

물론 진정제만으로 심각한 정서 장애가 치료되지는 않는다. 가장 이상적인 치료

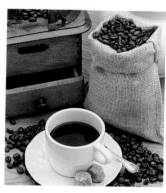

**카페인**
가장 일반화된 흥분제. 지나친 스트레스나 불면증을 호소하는 사람은 그가 하루에 마시는 커피량을 계산해 보는 것이 현명하다.

카페인은 커피에만 들어 있는 것이 아니라, 차와 초콜릿에도 있다.

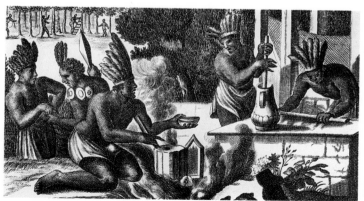

〈그라나다 섬의 카카오 빨기〉
19세기, 런던, 오슈어 갤러리

법은 이 약품의 사용 없이 스트레스를 관리하는 일일 것이다. 때에 따라서는 의
사의 조언에 따라 벤조디아제핀을 적절하게 복용하는 것도 스트레스가 심한 시기
를 잘 견디는 데 유용할 수 있다.

## 베타차단제

벤조디아제핀과 달리 베타선을 차단하는 이 약품은 진정제가 아니다. 이 약품은
우리 신체 기관 중 스트레스 반응의 중간 조정자인 아드레날린과 노르아드레날린
의 분비를 차단하면서 효력을 발생시킨다. 고혈압과 몇몇 심장병을 치료하는 데
사용되는 이 약품은, 불안 해소 효과가 뛰어나서 음악가들이 연주회 전에 사용하
는 경우가 있다.

베타차단제는 집중력을 떨어뜨리지 않으면서 스트레스 반응(특히 말더듬, 진
땀, 떨림)의 심리적 효과를 줄이거나 없앤다. 이들은 따라서 '불안에 떠는 사람
들', 이를테면, 구두시험을 보는 학생이나 사랑을 고백하려는 사람, 연주실에
들어가려는 음악가, 중요한 회의에서 발언하는 사람 등 청중 앞에 나설 때 불안
해하는 사람들에게 효과적이다.

베타차단제는 지나친 스트레스의 생리적 신호를 차단함으로써 불안을 유발하
는 생각을 줄일 수 있게 하고 행동을 안정시켜준다. 진정제와 달리 졸음을 유발

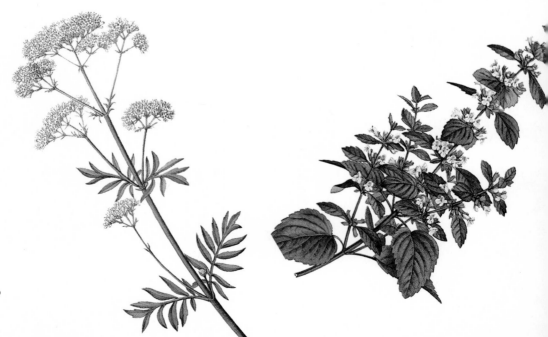

하지 않는다. 이 약은 환자가 천식, 당뇨, 심장병 등 금기 징후를 보이지 않는 것을 확인한 후, 의사가 처방해야 한다. 큰 행사를 앞두고 복용하는 스트레스 방지제이다.

## 다른 스트레스 약

앞에서 소개한 약품들 외에, 좀더 효력이 약한 종류도 여러 가지가 있으며, 종종 처방전 없이 사용할 수 있다. 식물에서 추출한 약품(약용 식물 요법), 미량 원소, 여러 가지 형태의 마그네슘과 칼슘 등. 이 약품들은 의사의 조언에 따라 보조제로 사용될 수 있다.

## 강장제

강장제는 본래 스트레스 치료제는 아니지만 과도한 스트레스 이후에 나타나는 불안과 우울 증세에 효과적이다. 이 약은 물론 우울증 치료를 위해 만들어진 것으로, 이 증세에 효과적이라는 데서 이름이 붙었다. 최근에 개발된 몇몇 강장제는 극도의 공포 증세에도 상당한 효과를 보이고 있다.

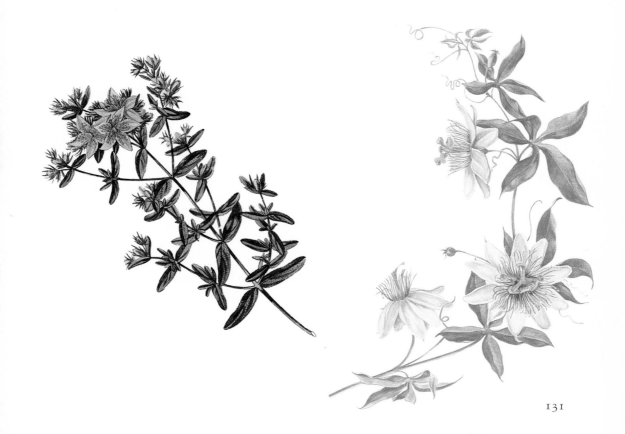

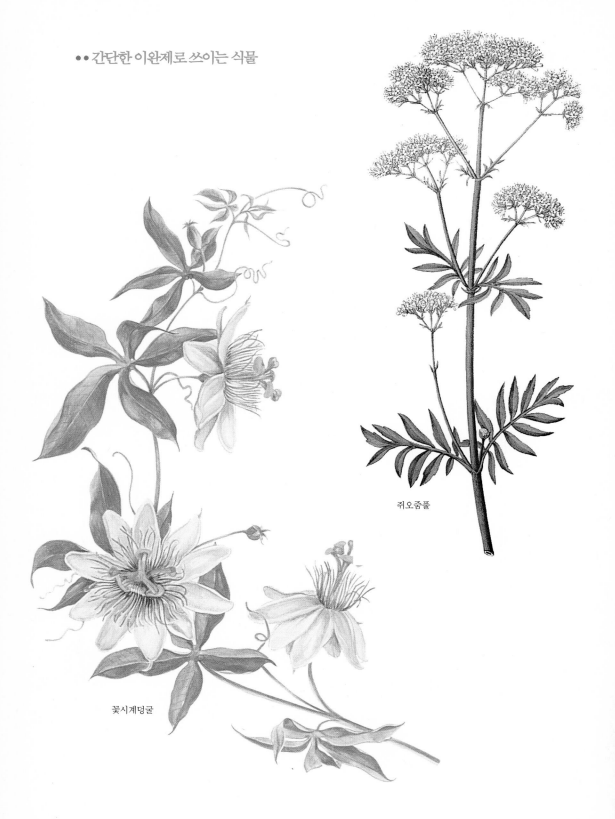

쥐오줌풀

꽃시계덩굴

피토테라피와 같은 식물 추출물을
기초로 해서 만들어진 상당히 다양한 종류의
의약품들이 있으며 이는 몇몇 사람들의 병을
치료하는 데 도움을 줄 수 있다.

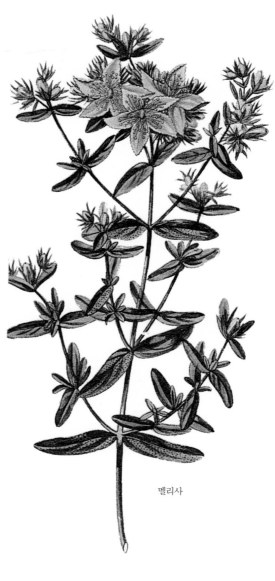

멜리사

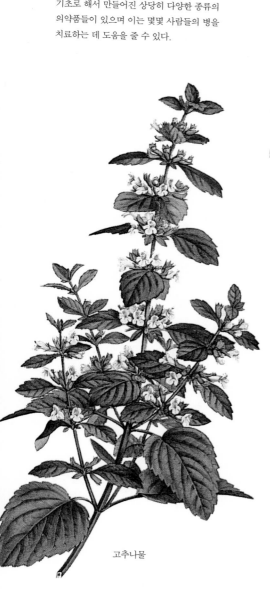

고추나물

## ✦ 스트레스 반응을 증가시키는 물질

앞서 소개한 몇몇 약품들과는 다르게 이 약품들은 스트레스 반응을 증가시킨다.

### 카페인

가장 일반화된 흥분제로서, 지나친 스트레스나 불면증을 호소하는 사람은 그가 하루에 마시는 커피량을 계산해보는 것이 현명하다. 커피는 어떤 일을 하는 데 전력을 다할 목적으로 스트레스 반응을 높이거나 누적된 스트레스로 쌓인 피로를 풀기 위해 흔히 이용된다.

카페인은 커피에만 있는 것이 아니라, 차와 탄산음료, 초콜릿 그리고 진정제와 진해제鎭咳劑에도 들어 있다. 카페인은, 뇌세포로 하여금 자극제인 아데닐산(AMP) 생산을 증가시키도록 만드는 물질이다. 카페인이 혈액 속에서 최대의 효과를 나타내는 것은 커피를 마신 후 30분에서 60분이 지난 때이다. 하지만 반감기, 즉 흡수된 카페인의 절반이 신체 기관에서 제거되는 데 걸리는 시간은 3시간에서 10시간에 이른다.

주기적으로 카페인을 복용하면 내성 현상이 나타나고, 장시간 사용한 후 갑자기 중단하면 금단 증세를 보일 수도 있다. 여기서도 하루에 3잔 정도는 마셔야 카페인 효과를 볼 수 있다.

### 에페드린

에페드린은 각성제인 암페타민과 유사한 물질이지만 효력은 덜하다. 이 물질은 혈관을 수축시키는 성질 때문에 #비강 완화제로 쓰이고 있다. 이 물질은 감기 증세를 치료하는 데 쓰이는 많은 약품들 속에 들어 있는데, 흔히 항시스타민 미립자에 첨가되어 그 진통 효과가 에페드린의 흥분 효과를 높인다. 처방에 따라 복용하면 위험이 없다.

### 암페타민과 코카인

이 불법 물질들 또한 스트레스 반응을 증가시킨다. 이 약품들은 극도의 집중력과 상황 통제의 느낌을 가져다 준다. 인위적으로 지나치게 자신에 대한 믿음을 갖게 함으로써, 운전대에서든 인간 관계에서든 부적절하고 위험한 행동을 부추기기도 한다. 코카인과 암페타민은 교통 사고 및 폭력 사고의 주범으로, 피로감을 없애 주기 때문에 복용자는 위험을 무릅쓰고 한도를 넘는 행동을 저지른다.

심장 혈액 순환 기관에 자극을 주기 때문에, 혈관 경련, 뇌졸중, 심장 박동 장애 및 돌연사를 야기할 수 있다. 이는 사용자가 자신이 섭취하는 분량을 알지 못할 경우 더욱 그렇다. 이 물질을 사용하면 일부 불안증에 간접적 영향을 줄 수도 있고 간질발작을 일으킬 수도 있다. 이런 물질을 정기적으로 사용함으로써 나타나는 심리적 영향 또한 바람직하지 않아서 우울 상태, 착란 증세, 편집광적 히스테리 등이 나타난다.

## ✦ 위험한 스트레스 이완제

몇몇 물질들은 처음에는 스트레스 이완제 역할을 하지만 장기간 사용하면 건강에 매우 해롭다. 따라서 이 물질은 스트레스 이완제로 생각할 수 없는 것들이다.

### 술

술은 가장 일반적으로 이용되는 스트레스 이완제이다. 고대로 전세계 사람들은 술이 기분을 좋게 하고 마음을 편안하게 해주는 성질이 있다는 것을 알았다. 술은 몸을 이완시켜주면서 걱정거리를 떨쳐버리게 도와준다.

여기에서 개인적으로 그리고 사회적으로 과음으로 인해 빚어지는 수많은 부작용을 일일이 언급할 수는 없다. 하지만 이 문제가 많은 사람들의 건강에 매우 중대한 영향을 끼친다는 점은 지적하고 넘어가야 되겠다.

### 니코틴

니코틴은 복잡한 성질을 지닌 향정신성 의약품이다. 이것은 도파민처럼 신경 전달 물질의 신진대사에 작용하며, 스트레스 반응의 중간 매개 물질인 아드레날린과 노르아드레날린의 순환율을 높인다. 만성적으로 사용하는 경우 자극제와 진정제의 효과가 동시에 생겨난다.

불행히도 니코틴은 담배 연기를 통해 흡입되는데, 담배 연기 속에는 호흡기와 심장 그리고 맥관을 해치며 암을 유발하는 많은 물질이 포함되어 있다. 또한 니코틴은 뇌 도파민의 신진대사에 작용하면서, 다른 마약과 유사한 중독 현상을 일으켜 끊기가 매우 어렵다.

### 카나비스

마리화나, 인도 대마, '잡초' 등 여러 이름으로 불리는 이 대마 추출 물질은 위안 이완제로서 술만큼 오래 전부터 이용되고 있다. 주의를 기울여 사용하지 않으면 교통 사고 및 안전 사고를 유발할 수 있으며, 만성적으로 사용할 경우, 특히 청소년들에게 미치는 악영향이 커서, 모든 생활이 환각 행위 위주로 이루어지는 '동기 상실' 상태에 이르게 된다. 술과 마찬가지로, 스트레스 관리를 위해 추천하기에는 적합하지 않은 물질이다.

### 아편

양귀비에서 추출된 아편은 종종 수천 년 전부터 치료 목적으로 사용되고 있다. 19세기 말까지 의사들은 아편이 든 많은 의약품을 무제한으로 처방했다. 오늘날 헤로인, 모르핀과 같이 매우 강력한 약효를 지닌 의약품으로 사용되는 아편류는 중독성이 강해서 이를 사용하는 사람들은 심리적으로는 박탈감을 경험하고, 이외에도 마약을 구하는 데서 오는 경제적 문제, 심각한 건강 문제 등으로 심하게 고통받고 있다.

스트레스의 관점에서 본다면, '아편 구입'을 통해 얻는 일시적인 안정감보다 이로 인해 받는 스트레스가 더 큰 것으로 나타난다.

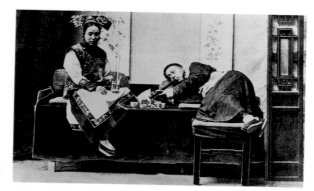

〈아편을 피우는 사람들〉, 19세기.
파리, 국립도서관

위험한 스트레스 이완제들
"몇몇 제품들은 단기간 동안 스트레스 이완제 역할을
하지만, 건강에 대단히 해롭다."

〈할렘의 내부〉, L. 벨리, 1865.
생토메르, 시청

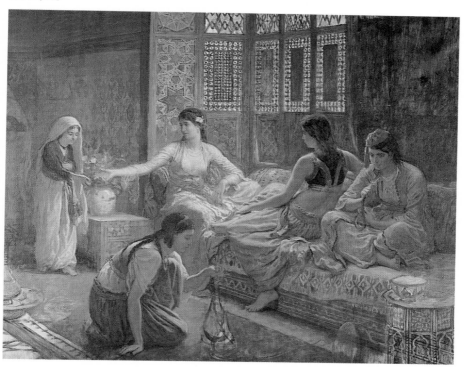

# 스트레스 관리 프로그램

스트레스를 관리하는 것은 스트레스 이완 요소의 활동을 유지시키거나 활성화시키고, 스트레스의 요인에 대해 보다 효과적으로 대항하기 위해서이다.

## ✚ 적당한 프로그램의 효과

언어나 운동처럼 스트레스 관리도 프로그램을 통해 효과적으로 습득되고 실행된다. 이 프로그램에는 다음과 같은 요소들이 포함된다.

- 습득 목표를 정한다.
- 할애할 수 있는 시간을 정한다.
- 낮은 단계에서 높은 단계로 점차적으로 실행한다.
- 향상되었는지 측정한다.
- 스트레스 관리를 위해 장기적으로 습관을 들인다.

스트레스 관리
프로그램은
어디에 쓰일까

스트레스 관리 프로그램은 개인에게 맞추는 시스템이지만, 기업체의 직원들과 특히 스트레스를 많이 받는 직종의 종사자들 혹은 스트레스 연관 질병의 위험 요소를 보이는 사람들 등 단체를 위해 개발될 수도 있다. 일단 프로그램이 시행되면, 그 효력에 대한 검토 작업이 이루어진다. 애초에 계획했던 목표는 달성되었나? 당사자는 생활 속에서 최상의 해결책을 수행하고 있는가? 스트레스를 덜 느끼는가? 최상의 건강 상태인가? 스트레스 관리 프로그램을 평가하는 여러 연구를 통해서 관찰한 결과, 이에 대한 긍정적인 답을 얻을 수 있었다.

## 진정한 스트레스 관리 프로그램

가장 효과적인 스트레스 관리 프로그램은 다음과 같은 여섯 가지 요소를 포함하고 있다:

- 스트레스의 활동 장치와 그것의 영향에 관한 정보
- 스트레스의 원인 규명 학습
- 스트레스 신호의 발견 학습
- 스트레스 관리 기술 파일의 학습과 실행(휴식, 인지 재구축, 행동 변화)
- 스트레스 이완 기제의 규명 및 개발
- 개인의 스트레스 관리 장기 프로그램의 확립

## ✚ 기업의 스트레스 관리 프로그램

개인과 기업에 대한 직무 스트레스의 비용이 높아졌다. 이 때문에 20여 년 전부터 점점 더 많은 대기업에서 사원들을 위한 스트레스 관리 프로그램을 운영하고 있다. 기업 입장에서 보면, 이 프로그램은 전인적이면서도 동시에 경제적인 목표를 겨냥한다. 스트레스 관리 프로그램은 사원들의 행복과 만족을 높여주기 때문에 인간적이며 또한 다음과 같은 손실을 줄여주기 때문에 경제적이다.

• 불량품과 생산성의 손실

• 직원들간의 갈등

• 사원 해고에서 비롯되는 대체 사원 모집의 어려움과 경력 사원의 손실

• 결근과 건강 진료 소비

하지만 어떤 기업이 '스트레스 관리' 프로그램을 갖추고 있다 하더라도, 이와 종류가 전혀 다른 프로그램들을 지칭하는 것일 수도 있다. 기업의 스트레스 관리는 예방, 개입, 사후 처리, 이렇게 크게 3가지 접근법으로 구분할 수 있다.

## ✚ 기업의 스트레스 예방

이는 기업 내에서의 스트레스 요인에 대한 직접적인 대응과 사원들의 체력 활동 장려, 이 두 가지 핵심적인 사항과 연관이 있다.

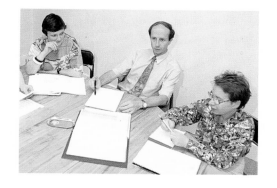

스트레스 관리 프로그램은 개인 맞춤 시스템이지만 기업체의 직원과 특히 스트레스를 많이 받는 직종의 종사자들 혹은 스트레스 연관 질병 위험 요소를 보이는 사람들 등 단체를 위해 개발될 수도 있다.

**기업 차원에서 스트레스 요인을 줄이기 위한 프로그램**

이는 조직 전체를 위한 스트레스 예방법과 연관된다. 기업이 스트레스 관리 컨설턴트한데 이런 의뢰를 요청하게 되는 계기는, 결근이나 불량품, 직장 내 갈등, 휴무의 증가 등 상당한 스트레스 징후들이 드러나는 경우이기도 하고 인적자원 담당 부서의 제안에서 비롯될 수도 있다. 일단 의뢰를 요청받으면 컨설턴트들은 사원들을 대상으로 스트레스에 관한 조사를 실시한다. 상담과 테스트, 설문지 등을 통해 조사에 응한 사원들의 부서와 하는 일에 따라 스트레스의 원인과 정도를 진단한다.

기업은 이 조사와 조사에 따른 추천 사항들을, 경영과 소통, 근로 조건, 사원 양성을 위한 계획의 토대로 삼을 수 있다.

**사원들의 체력 활동 장려 프로그램**

스트레스 관리의 관점에서 봤을 때, 사원들의 생활 속에 건강 위생의 스트레스 완화 기제를 강화시키는 데 목적이 있다. 이 프로그램은 쉽게 받아들일 수 있고, 실천하기 편하다는 장점이 있으며, 프로그램 효과는 건강 관리 활동과 결근 횟수 등을 통해 측정된다. 기업은 사원들에게 다음과 같은 사항을 권고할 수 있다.

- 금연에 도움이 되는 계획 수립
- 규칙적인 운동 장려 : 이 활동에서는 사원들이 자신들의 직무 수행에 도움을

주는 체력 활동을 하도록 이끌고 있다. 주로 요통 예방과 휴직의 가장 주된 원인 중 하나인 관절염 예방에 그 목적이 있다.

• 식이요법에 관한 조언

기업은 사원들이 스포츠나 여가 활동을 보다 좋은 조건에서 할 수 있도록 배려함으로써 스트레스 완화 기제인 '여가 및 유흥'의 빈도를 높일 수 있다.

## ✚ 개입 : 사원들의 스트레스 관리를 지원

기업의 스트레스 관리에 관한 두 번째 측면은 사원들이 스트레스에 대처하는 최상의 행동을 익히도록 하는 것이다.

### 스트레스에 대한 관심 유도와 정보 제공

사원들에게 스트레스와 그 원인, 영향에 대한 정보를 준다. 이런 관심 끌기와 정보 제공은 스트레스에 관한 강연회, 인쇄물 배포, 근로의학 정보 전달 등의 형태로 행해진다.

### 스트레스 관리 기술의 개별 교육

가장 일반화된 교육은 여러 가지 스트레스 이완법 중 하나를 익히도록 하는 것이다(유럽은 슐츠식 방법, 미국은 제이콥슨식 방법).

다음 과정은, 쇼크 이후 나타나는 증상의 치료와 예방 연구에서 '모범적인 실천' 항목을 참고하여 만든 것이다.

사건이 보고되는 즉시, 폭행당한 운전사는 전문 치료사를 찾아가 빠른 시일 내에 면담 일자를 정한다. 연구 결과에 따르면, 사건 후 면담까지의 기간이 짧을수록 예방 효과는 더 크다고 한다.

### 폭행당한 운전사와의 첫 번째 면담 내용

치료사는 세 가지를 목표로 삼는다.

· 폭행의 객관적인 강도 측정

· 운전자의 스트레스, 불안감, 우울증 신호 측정

· 사건 직전과 당시 그리고 직후에 운전사가 느낀 감정과 생각에 초점을 맞춘 사고의 자세한 설명.

이상의 첫 번째 면담 이후, 다음과 같은 조치를 취하는 것이 바람직하다.

· 운전사가 이 일에 영향을 받지 않았거나 폭행을 심각하게 받아들이지 않는다면 이 단계에서 끝낸다.

· 다른 면담을 제안한다.

이후의 면담 내용

· 운전사가 느끼는 불안감의 측정과 함께 폭행 당시 상황을 환기시킨다. 이 목적은 당시 상황을 되풀이해서 이야기하도록 함으로써, 상황을 보다 덜 불안한 상태에서 이야기할 수 있게 만드는 데 있다.

· 간단한 이완 기술의 습득.

충격적인 상황을 여러 번 이야기하는 동안 긴장은 풀어지고, 피해자는 연관된 스트레스 반응을 줄일 수 있게 된다(관심 줄이기).

### 폭행당한 사람의 요구에 따라 다음과 같은 조치를 취한다

· 인지적 재정립

폭력이나 사고 피해자는 자신과 세상에 관한 믿음을 잃고 종종 자기 존재에 관해 다시 숙고하게 된다. 이 경우, "나는 아무런 가치가 없어", "나는 능력이 없어", "아무도 믿을 수 없어"와 같은 극단적인 의식 속에 빠지는 경우를 흔히 볼 수 있다. 치료사는 그에게 신중하면서도 단계적인 방식으로 질문을 던짐으로써 그가 자신의 생각을 검토하고 대안을 마련할 수 있도록 도와야 한다.

· 자기긍정 훈련

폭행을 당한 사람은 그 사건 이후 주위사람들에게 질책당하거나 혹은 지나친 배려를 받음으로써 곤란해지곤 한다. 치료사는 면담이 진행되는 동안 당사자를 도와서 그가 자기 표현을 분명히 할 수 있도록 도와줘야 한다.

144쪽에 이어짐

## 자기 긍정 훈련

역할극의 상황이, 만기일의 협상이나 비판 등 업무 스트레스를 다루고 있다면, 이 또한 스트레스 관리 기술로서 생각될 수 있다.

## 스트레스 관리의 교육

이는 더욱 완성도 있는 프로그램이다. 이 스트레스 관리 프로그램은 여러 가지 다양한 형태로 사원들에게 교육될 수 있는데, 예를 들면 다음과 같은 경우이다.

- 10~15명이 참가하는 2~3일 동안의 합숙 세미나로서, 몇 주마다 한 번씩 '복습'을 실시한다.
- 장기 후속 교육 : 1~2일의 입문 교육 후 몇 달 동안 일주일이나 격주로 두 시간씩 교육을 실시한다.

3일간의 스트레스 관리 교육도 효과가 있지만, 시간상으로 좀더 오랜 기간에 걸쳐 실행하는 것이 지속적인 학습에 도움을 준다. 회사는 간부, 고객지원부, 영업부 등 특별한 부서의 사원에 대해 우선적으로 스트레스 관리 프로그램을 이용하도록 결정할 수 있다. 이것이 성공할 경우, 프로그램을 다른 부서에 확대 실시하면 된다.

매번 면담이 끝나면 새로운 평가를 통해서 사후 치료를 계속할 것인지 중단할 것인지를 결정해야 한다.

### 결과

6개월 후에 실시한 평가에서 비슷한 폭행을 당했을 때 이러한 후속 조치의 혜택을 입은 운전사들은 그렇지 못한 경우보다 훨씬 적은 스트레스와 불안감, 우울증 증세를 보였다. 운전사마다 평균 두세 번의 면담을 가졌다. 이렇게 기업의 스트레스 관리는 스트레스 '관리 연수'에만 한정되지 않고, 기업 내부의 시스템과 연계될 수 있는 다른 유형의 개입을 포함하고 있다.

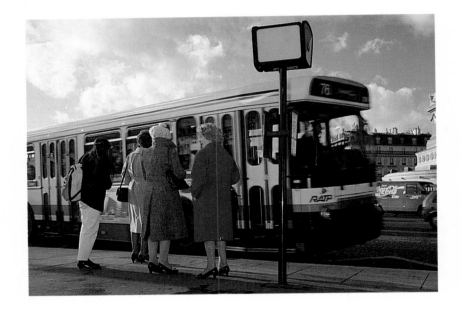

## ✤ 사후 관리 : 심한 스트레스를 겪은 사람들을 도움

이 프로그램은 장기간의 심한 스트레스(번아웃 증후군)나 마비 스트레스(폭행 또는 심한 사고)를 경험한 사원들을 대상으로 한다. 여기에는 여러 유형이 있다.

### 카운슬링

북미에서 널리 보급된 카운슬링은 회사에서 제공하는 심리 상담이다. 카운슬러는 보통 보건이나 인사 담당 전문가로서, 이를 위해 특별한 교육을 받은 사람이다. 그는 업무상 사원들이 털어놓는 속얘기를 비밀에 붙여야 할 의무가 있다.

면담을 통해서 접하는 문제의 유형은 매우 다양할 수 있다. 동료와의 갈등, 위기 대처, 경제적 문제나 부부 문제 등은 모든 스트레스의 원인이 될 수 있다. 카운슬러의 역할은 심리 치료에 그치는 것이 아니라, 사원에게 복지 후원과 정보를 제공하며, 그가 겪는 어려움에 실마리를 주는 역할을 한다. 또한 그를 복지 간호사, 의사, 업무 책임자, 법률상담사 등 다른 전문가들에게 연결시켜주기도 한다.

### 사후 스트레스 위험에 처한 사원들의 후속 조치 과정

사후 스트레스는, 피해자의 개인적이고 직업적인 삶에서 적응을 힘들게 하는 장기적인 심리 장애를 유발할 수 있음에도 불구하고 이에 대한 인식은 낮은 편이다. 많은 연구에 따르면, 폭행이나 사고 피해자들의 경우, 조속한 후속 조치를 취할 때 이후의 후유증을 훨씬 더 줄일 수 있다.

학자들은 107명의 심근의 허혈(심장근육 일부의 혈액 순환 부족) 증상과 함께 관상동맥 장애를 보이는 환자를 세 그룹으로 나누었다(관상동맥은 심장근육에 영양을 공급하는 동맥이다. 그것들이 막히면 심근경색이 초래된다).

· 첫 번째 그룹은 일상적인 치료법에 따라 의약과 의료 진료를 받는다.
· 두 번째 그룹은 거기에 더하여 16주 동안 일주일에 3번 단체 에어로빅 운동(땀흘리기, 자전거, 걷기, 조깅) 프로그램에 참가한다.
· 세 번째 그룹은 의료 후속 조치에 더하여 16주 동안 일주일에 한 번 스트레스 관리 프로그램에 참가한다.

이 프로그램은 주위의 스트레스 원인에 대비하여 인지 활동, 감정 그리고 행동 수정을 목표로 한다. 그리고 나서 세 그룹의 환자들은, 4개월, 10개월 그리고 매년 정기적으로 검사를 받았다. 결과는 다음 도표에 나타나 있다.

스트레스 관리 프로그램을 받은 그룹에 속하는 환자들은 통상의 진료를 받은 그룹의 환자들보다 세 배 낮은 심장사를 보였다. 체력 훈련의 도움은 중간이다.

(참고. 블루멘탈 J. A., 지앙 W., 바비에이크 M.A. 그 외, 1997.)

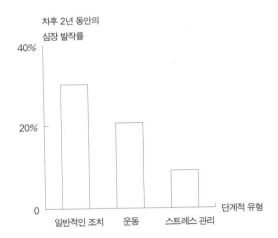

이 후속 조치의 첫 단계는 우호적인 분위기에서 당사자의 사고 경험을 자세하고 오랫동안 이야기하도록 하는 것이다. 이 치료의 목적은 긴장을 풀고 자신이 겪은 어려움의 모든 면을 다시 고려하도록 하는 데 있다.

## 스트레스 관리 프로그램의 효용성

이 책에서 기술한 스트레스 관리 프로그램의 접근법인 인지행동적 접근법은, 통제된 연구, 즉 검증된 치료를 받은 대상자 집단의 결과를, 다른 방법 또는 심리 진정제로 치료를 받은 유사 증세의 대상자 집단 결과와 비교하는 연구를 중요하게 생각한다. 스트레스 관리의 인지행동적 프로그램의 효용을 측정하는 연구가 점차 늘어나는 것은 당연하다. 오늘날 세 가지 형태의 연구가 이런 유형의 프로그램의 유용성을 뒷받침한다.

### 관상동맥 장애 환자인 A유형 사람들의 스트레스 관리에 관한 연구

1985년부터 이루어진 10여 개의 연구를 통해, A유형의 행동을 변화시키는 것에 초점을 맞춘 스트레스 관리 프로그램은 나중에 경색 재발 위험을 줄인다는 사실이 밝혀졌다. 유사한 증세를 보이지만 의료 조치만 받은 환자에 비해서 스트레스 관리법을 습득한 환자의 재발 위험은 적어도 50퍼센트 혹은 그 이상으로 줄어들었다.

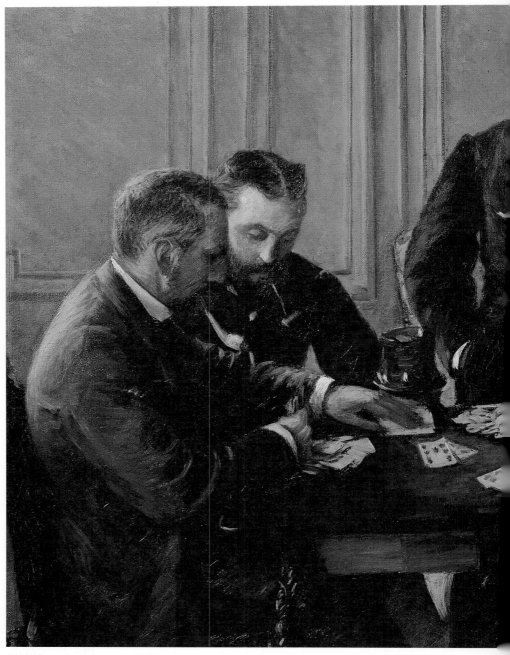

〈카드놀이〉,
G. 카이유보트, 1881, 특별 전시

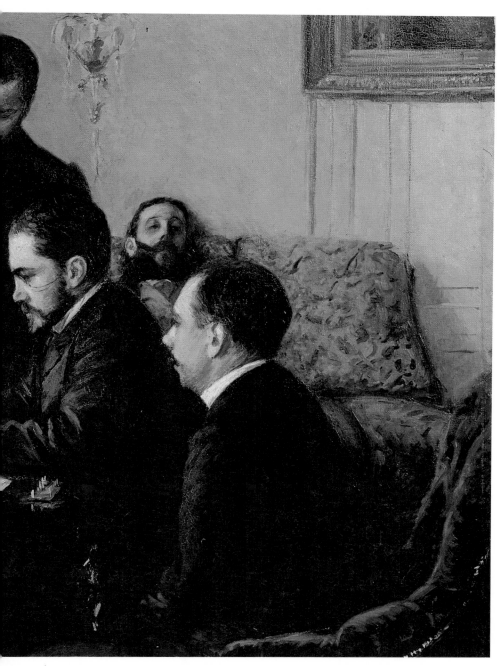

캐나다의 스트레스 관리 전문가인 에텔 로스키
는 스트레스를 받은 관리자들을 위한 자신의 프
로그램에 다음의 금언을 도입했다.

하루에 즐거운 일 하나가 스트레스를 없애준다
(앵글로색슨 사전에서 나온 재미있는 속담:하루
에 사과 한 개면 의사가 필요없다).

당신의 스트레스 관리 프로그램을 수립하기 위한 일곱 가지 질문

### 1. 당신의 스트레스 정도는?

- 지나친 스트레스에서 비롯된 증상을 경험하고 있는가?
- 심한 스트레스 때문에 정서적인 고통을 겪고 있는가?
- 주변 사람들이 당신에게 스트레스를 너무 많이 받거나 긴장하고 있다고 말한 적이 있는가?

### 2. 당신의 주된 스트레스 원인은 무엇인가?

- 최근 6개월 동안 당신은 많은 '일'을 겪었는가? 보통 하루 일과 중, 당신이 스트레스를 받는다고 느끼는 순간은 언제인가?
- 당신의 스트레스 원인은 직장 생활에 있는가, 가정 생활에 있는가? 건강 문제, 재정, 법률 문제로 시달리는가? 가정이나 직장에 고장난 기계나 설비가 있는가?
- 당신에게 특별히 스트레스를 주는 사람들이 있는가?
- 충격적인 사고나 공격을 당하거나 목격한 적이 있는가?

### 3. 당신이 줄일 수 있는 스트레스 원인은 무엇인가?

- 스트레스 원인이 되는 일로서, 당신이 포기해도 좋은 것, 다른 사람한테 맡길 수 있는 일은 어떤 것이 있는가? 당신이 겪는 스트레스 원인을 줄일 수 있는 물리적인 해결책이 있는가? 당당하게 당신의 입장을 이야기함으로써 다른 사람들이 당신한테 스트레스를 덜 주도록 양보를 얻어낼 수 있는가?

### 4. 당신의 스트레스를 완화시키는 방법은?

- 당신은 '당신만의' 시간을 갖는가? 당신의 여흥을 위해, 당신이 좋아하는 사람을 만나기 위해, 취미를 위해, 운동을 위해, 일주일에 얼마만큼의 시간을 할애하는가? 당신은 균형 잡힌 음식을 섭취하는가? 담배를 피우는가? 당신은 희망하는 몸무게보다 더 무거운가? 당신은 얼마만큼의 술을 마시는가?

### 5. 당신이 개발할 수 있는 스트레스 이완 기제는?

- 어떤 방법을 우선적으로 고를 것인가? 왜? 측정 가능한 목표로서 무엇을 정할 것인가?(가까운 사람을 개입시키거나 그룹을 만들거나 시간을 내거나 등록을 하는 등) 그렇게 할 수 있는 기회를 높일 수 있는 방법이 있는가?

### 6. 어떤 스트레스 관리 기술을 배울 것인가?

- 이완법을 배우기 위해 건강 전문가를 만날 것인가? 긍정적인 생각을 통해 스트레스를 줄일 것인가? 인지적인 접근법을 이용할 것인가? 시간 관리는 어떻게 할 것인가? 어떤 협회나 기관에서 당신의 집에서 이용할 수 있는 것들을 알려줄 것인가?

### 7. 당신의 스트레스 관리가 개선된 것은 어떻게 측정할 것인가?

- 당신이 느끼는 스트레스 느낌에 따라? 당신 주변 사람들의 인상에 따라 주관적으로? 당신의 건강 상태에 따라? 당신의 일과표를 측정함으로써?

## 기업의 사원들을 위한 스트레스 관리 프로그램의 도입 효과

여러 기업에서 스트레스 관리 프로그램을 도입한 이후, 결근, 의료 검진 등이 줄어듦으로써 스트레스와 연관된 비용이 줄어든 사실이 밝혀졌다. 만일 이런 프로그램의 효과가 없었더라면 오히려 스트레스 관리 프로그램에 드는 비용보다 3~5배 정도의 경비가 더 소요되었을 것이다.

새로운 연구를 통해 참여 사원의 유형에 따라 프로그램의 구성요소를 선별하고 차별화된 프로그램을 만들면, 최대의 효과를 얻을 수 있을 것이다.


## 사후 스트레스 증세의 예방과 치료

극단적인 스트레스 원인에 노출된 사람은 이후에도 정신적 장애를 일으킬 위험을 갖고 있다. 몇몇 연구에 따르면, 인지적 · 생리적 그리고 행동적 후속 조기 치료가 사고후 스트레스 장애의 빈도와 심도를 줄이는 데 효과가 있다고 한다.


스트레스 관리는 의료계와 마찬가지로 노동계에서도 점차 많은 관심의 대상이 되고 있다. 인지-행동적 방법을 이용한 프로그램은 의학적이고 객관적인 자료에 의해 그 효용성을 입증하였으며, 이에 대한 연구는 점차 늘어나고 있는 추세이다.

스트레스 관리는 한창 성장하는 분야로서 사람들의 행복과 건강 비용의 절감, 특히 관상동맥 환자와 같이 위험에 처한 사람들을 위해 많은 도움을 줄 수 있을 것이다.

# 결론

우리 모두는 바로 우리 곁에서 함께 숨쉬는 스트레스라는 존재를 피할 수 없다. 스트레스는 자연스러운 현상으로, 우리가 주변 환경에 신속하고 효과적으로 적응하는 데 필요한 장치라고 할 수 있다. 그러나 스트레스 반응이 어느 한도를 넘으면, 여러 가지 건강상의 문제를 일으킬 위험이 있다. 오랫동안 제대로 돌아보지 못했던 스트레스가 이제 현대인들에게 전면적인 문제로 등장해 우리는 일상 생활 속에서 이런저런 일들을 겪을 때마다 "스트레스 때문이야!"라며 손쉽게 핑계를 댄다.

하지만 스트레스가 건강에 나쁘다는 과학적 사실은 의심할 여지가 없으며, 개인적인 측면(개인의 건강과 균형)과 함께 사회적인 측면(스트레스의 사회적 비용)에서도 그 영향은 심각하다. 다행히, 스트레스 관리를 위한 여러 가지 방법들의 효과가 널리 입증되고 있다. 이 때문에 의학 분야에서 시작된 스트레스 관리는 개인의 적용 단계를 거쳐 기업에 이르기까지 이르러 그 적용 분야가 수없이 다양해지고 있다.

스트레스는 생리적이면서 심리적인 현상으로서, 많은 사람들의 흥미를 끄는 개념 중 하나이다. 그것은 인간이 자신의 환경에 적응하는 능력과 밀접한 관계가 있으며, 개인의 능력이나 행복처럼 언뜻 보기에는 별다른 관련이 없어 보이는 다양한 분야들과도 긴밀한 연관을 맺고 있다.

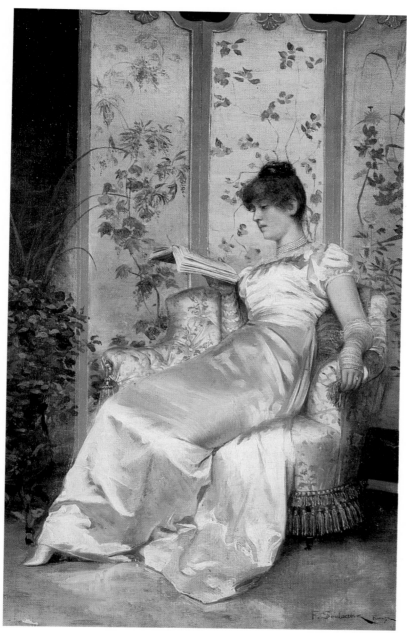

〈독서하는 젊은 여인〉, J. -F 수라크루아.
런던, 로이 밀즈 파인 페인팅

**제3장  스트레스 관리**

**문화 해설**

# ● 참고 문헌 ●

*American Psychiatric Association, Diagnostic and Statistical Manual of Mental Disorders,*
4 th Edition-DSM-IV. Traduction française J. D. Guelfi et al., Masson, Paris, 1996.

André C., Lelord F., Légeron P., Reignier A., Delattre A.,
"Étude contrôlée de l'efficacité à 6 mois d'une prise en charge précoce de 132 conducteurs d'autobus victimes d'agression", *L'Encéphale,* 1997, 23,65-71.

André C., Légeron P., Lelord F., *La Gestion du stress,* Bernet-Danilo, Paris, 1995.

Aubert N.,de Gaulejac V.,
*Le coût de l'excellence,* Seuil, Paris, 1991.

Blumenthal J.A., Jiang W., Babyak M.A. et al.
"Stress management and exercice training in cardiac patients with myocardial ischemia. Effects on prognosis and evaluation of mechanisms", *Archives of Internal Medecine,* 1997, 157, 2213-2223.

Boisvert J.-M. et Beaudry M., *S'affirmer et communiquer,* Éditions de l'Homme, Montréal, 1979.

Bruchon-Schweitzer M. et Dantzer R. (eds), *Introduction à la psychologie de la santé,* PUF, Paris, 1994.

Cobb S. et Rose R. M., cités par Tanner O., *Stress,* Time-Life Books, 1976.

Cohen S., Williamson C.M., "Perceived stress in a probability sample of the United States", in *The social psychology of health,* Scapapan S. and Oskamp S. eds, London, Sage, 1988.

Dantzer R., *L'Illusion psychosomatique,* Odile Jacob, Paris, 1989.

Durham C., Murphy T., Allan T. et al., "Cognitive Therapy, Analytic Psychotherapy, and Anxiety Management Training for Generalised Anxiety Disorder", *British Journal of Psychiatry,* 1994, 165, 315-323.

Ellis A. et Harper R.A., *L'Approche émotivo-rationnelle,* Éditions de l'Homme, Montréal, 1992.

Fenz W. D., Epstein S., "Gradients of physiological arousal in parachutists as a function of an approaching jump", *Psychosomatic Medicine,* 29, 33-51, 1967.

Flannery R., *Comment résister au stress,* Eyrolles, Paris, 1992.

Holmes T.H., Rahe R.H., "The social readjustment rating scale", *Journal of Psychosomatic Research,* 11, 213-218, 1967.

Jacobson E., *Savoir relaxer pour combattre le stress,* Éditions de l'Homme, Montréal, 1984.

Joffe J., Rawson R., Mulick J., "Control of their environment reduces emotionality in rats", *Science,* 180, 1383-1384, 1973.

Karasek R., "Occupational distribution of psychological demands and decision latitude", *International Journal of Health Services,* 19, 481-508, 1989.

Lazarus R.S., *Psychological stress and the coping process,* New York, McGraw Hill, 1966.

Lelord F., *Dix conseils pour bien vivre avec son stress,* Publi-Union, Paris, 1992.

*L'évaluation clinique standardisée en psychiatrie,* Tome II., J. D. Guelfi (Edt), Éditions médicales Pierre Fabre, Castres, 1996.

Lôo P. et Lôo H., *Le Stress permanent,* Masson, Paris, 1986.

Moser G., *Les stress urbains,* Armand Colin, Paris, 1992.

Paulhan I. et Bourgeois M., *Stress et coping,* PUF, Paris, 1995.

Rivolier J., *L'homme stressé,* PUF, Paris, 1989.

Selye H., "The general adaptation syndrome and the diseases of adaptation", *Journal of Clinical Endocrinology,* 6, 117-230, 1946.

Van Rillaer J., *La gestion de soi,* Mardaga, Bruxelles, 1992.

Weiss J. M., "Psychological factors in stress and disease", *Scientific American,* 226, 104-113, 1972.

# 스트레스
## 보이지 않는 그림자

1판 1쇄 찍음 2003년 10월 25일
1판 1쇄 펴냄 2003년 10월 28일

지은이 · 크리스토프 앙드레 외
옮긴이 · 김용채
펴낸이 · 이갑수
펴낸곳 · 궁리출판

편집 · 김현숙, 서영주, 황현주
영업 · 백국현, 도진호
관리 · 김유미

출판등록 1999. 3. 29. 제15-398호
151-812 서울시 관악구 봉천6동 1688-106
대표전화 878-8341 / 팩시밀리 878-8342
E-mail : kungree@chollian.net
www.kungree.com

한국어판 ⓒ 궁리출판, 2003. Printed in Seoul, Korea.

ISBN 89-88804-48-1    03510

값 12,000원

爲學之要 莫先於窮理 窮理之要 必在於讀書
학문을 하는 도는 궁리보다 앞서는 것이 없고, 궁리의 요체는 모름지기 독서에 있다.